PARE
AGORA

CARO(A) LEITOR(A),
Queremos saber sua opinião
sobre nossos livros.
Após a leitura, siga-nos no
linkedin.com/company/editora-gente,
no TikTok **@editoragente**
e no Instagram **@editoragente**,
e visite-nos no site
www.editoragente.com.br.
Cadastre-se e contribua com
sugestões, críticas ou elogios.

CARINA PREVIATO

PARE
AGORA

Como recuperar a harmonia e o
equilíbrio na rotina e conquistar os
resultados desejados

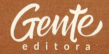

Diretora
Rosely Boschini

Gerente Editorial
Rosângela de Araujo Pinheiro Barbosa

Editora Sênior
Audrya Oliveira

Assistente Editorial
Mariá Moritz Tomazoni

Produção Gráfica
Leando Kulaif

Preparação
Flávio Alfonso Jr.

Capa
Marcela Badolatto

Projeto Gráfico
Márcia Matos

Adaptação e Diagramação
Gisele Baptista de Oliveira

Revisão
Janaína Marcoantonio

Impressão
Edições Loyola

Todos os versículos bíblicos contidos no livro foram atualizados segundo a Bíblia Ave Maria On-line, disponível em: www.bibliacatolica.com.br.

Copyright © 2024 by Carina Previato
Todos os direitos desta edição
são reservados à Editora Gente.
R. Dep. Lacerda Franco, 300 – Pinheiros
São Paulo, SP – 05418-000
Telefone: (11) 3670-2500
Site: www.editoragente.com.br
E-mail: gente@editoragente.com.br

Dados Internacionais de Catalogação na Publicação (CIP)
Angélica Ilacqua CRB-8/7057

Previato, Carina
  Pare agora : como recuperar a harmonia e o equilíbrio na rotina e conquistar os resultados desejados / Carina Previato. - São Paulo : Editora Gente, 2024.
  192 p.

ISBN 978-65-5544-556-5

1. Desenvolvimento pessoal 2. Autoconhecimento 3. Superação 4. Sucesso I. Título

24-4431   CDD 158.1

Índices para catálogo sistemático:
1. Desenvolvimento pessoal

Nota da Publisher

Vivemos em um mundo onde o cansaço, a sobrecarga de responsabilidades e a perda de conexão com nós mesmos são desafios diários. Muitas vezes, nos perguntamos como podemos encontrar um caminho para a autorrealização e a felicidade em meio a tantas exigências. É nesse cenário que o livro *Pare agora*, de Carina Previato, se torna uma leitura essencial.

Carina, com sua vasta experiência como pedagoga, palestrante e *master coach* em alta performance humana, nos oferece um guia prático e inspirador para transformar nossas vidas. A partir de sua própria jornada de superação, ela desenvolveu o método SINTA, que se baseia em cinco pilares fundamentais apresentados de forma clara e acessível, oferecendo ferramentas concretas para que possamos enfrentar nossas dores, redescobrir nossa essência e construir uma vida mais plena e satisfatória.

O que torna este livro especial é a abordagem genuína e empática de Carina, que compartilha suas próprias lutas e conquistas, mostrando que a mudança é possível para todos nós. A autora não apenas nos inspira a buscar a transformação, mas nos guia passo a passo nesse processo.

Pare agora não é apenas um livro, mas um convite para você se reconectar com sua verdade, resgatar sua autoestima e trilhar um caminho de autodescoberta e realização pessoal. Carina Previato nos mostra que, independentemente das dificuldades que enfrentamos, sempre há uma saída – e essa saída começa dentro de nós.

Convido você a mergulhar nas páginas deste livro, a se permitir sentir, viver plenamente e descobrir o potencial que há em você. Este é o momento de transformar sua vida.

Boa leitura!

ROSELY BOSCHINI
CEO e Publisher da Editora Gente

A Deus
À minha família
À Editora Gente

Agradecimentos

A gratidão é algo que transcende o coração e faz transbordar a alma. É um momento sublime e singular, no qual honramos os que fizeram parte da nossa jornada de crescimento e aprimoramento.

Tenho tanto a agradecer! Foram muitos os que me ajudaram a construir esta obra! Mas sinto que posso começar com Deus, que reúne todos os filhos em seus braços. Deus é um amigo constante, que me segura pela mão, me conduzindo para os melhores caminhos e situações. É sempre a Ele que recorro e é Dele que vêm as respostas de que tanto preciso.

Agradeço à minha família pelo apoio, que foi fundamental nesse processo, e por estar sempre ao meu lado, na concretização de todas as ideias.

O texto que você tem em mãos é resultado de décadas de erros e acertos pessoais. Aqui eu reuni todas as ferramentas que aprendi na vida, em busca de soluções e autoconhecimento.

Escrever um livro é sempre um desafio. Algo acontece dentro de nós para que ele nasça bem e saudável, com forças para ter existência própria e provocar mudanças profundas no leitor. Foi com este propósito que dedicamos os últimos meses à sua produção, que aconteceu com o apoio precioso de toda a equipe da Editora Gente – especialmente o Editorial, representado aqui pela Audrya Oliveira, que esteve alerta a todo instante, cuidando de cada palavra.

Gratidão à minha mentora e editora Rosely Boschini, que me inspirou profundamente e viabilizou o projeto para que este trabalho chegasse às suas mãos!

Um agradecimento especial à jornalista Carmen Barreto, que me acompanhou de perto, ajudando a organizar este conteúdo, buscando dentro de mim tudo que eu sabia e poderia compartilhar.

Agradeço muito a todos os meus mentorados, que me trouxeram lições importantes ao compartilharem comigo sua vida, para que pudéssemos encontrar as melhores soluções em busca da paz e da felicidade.

Meu sonho é que este livro toque as pessoas onde precisam ser tocadas, que seja útil e aja no ponto de que cada ser humano necessita, curando suas dores, trazendo ensinamentos e promovendo uma verdadeira transformação. Então, agradeço a você, que teve coragem de dar este passo.

Que a energia dessas linhas possa trazer esperança e compreensão, impulsionando um movimento de evolução no ritmo que cada um possa desenvolver. Acredite e permita-se!

Sumário

Prefácio 15

Introdução: A força do exemplo 17

Capítulo 1 | Encontrando saídas 28

Capítulo 2 | 1% a cada dia 44

Capítulo 3 | Desfazendo os nós 66

Capítulo 4 | Pode tudo 86

Capítulo 5 | Método SINTA
        Passo 1: Sabedoria nas palavras e atitudes ... 108

Capítulo 6 | Método SINTA
        Passo 2: Inteligência emocional 124

Capítulo 7 | Método SINTA
        Passo 3: Ser notável em suas ações 136

Capítulo 8 | Método SINTA
        Passo 4: Ser tolerante 148

Capítulo 9 | Método SINTA
        Passo 5: Aceitação 162

Capítulo 10 | Acredito em você! 170

Capítulo 11 | Permita-se! 184

Prefácio

Quando me convidaram para escrever o prefácio deste livro, imediatamente me senti conectado com a essência da obra. Como alguém que já ajudou milhões de pessoas a reescreverem suas histórias por meio do autoconhecimento e da ação direcionada, sei o quanto é vital ter a coragem de pausar e se olhar de frente.

Carina Previato, com uma abordagem profunda e verdadeira, nos convida a parar – mas não no sentido de estagnar. Pelo contrário, ela nos mostra que o ato de parar é um movimento poderoso, uma oportunidade de recomeço. Parar não é desistir, mas sim adquirir consciência daquilo que nos impede de viver uma vida plena, de alcançar nosso verdadeiro potencial e de avançar de forma mais consciente e alinhada com nossos valores e propósito.

Neste livro, você vai se deparar com um método prático, o SINTA, que oferece um passo a passo claro e eficaz para quem deseja se libertar das amarras emocionais, dos padrões limitantes e da pressão insuportável de corresponder às expectativas externas. Carina traz à tona aquilo que já está dentro de nós, mas que tantas vezes negligenciamos: a força interior necessária para se posicionar diante da vida.

O que mais me impressiona na escrita de Carina é a sua honestidade. Ela não vende fórmulas mágicas, nem oferece atalhos. Aqui, você encontrará ferramentas práticas e um chamado à ação – ação essa que começa com o olhar para dentro de si e a aceitação da sua verdade.

Você, leitor, está prestes a embarcar em uma jornada de transformação que começa agora, com a coragem de parar. Use este momento para se reconectar com quem você realmente é e com o que deseja da sua vida. As páginas que seguem estão repletas de sabedoria e, se você seguir os passos propostos, tenho certeza de que verá mudanças profundas em sua trajetória.

Carina Previato escreveu este livro com o coração. Agora, cabe a você, com a mesma força e sinceridade, permitir-se viver essa transformação. Pare. Olhe para si. E avance com mais clareza e propósito.

PAULO VIEIRA, PHD
Presidente da Febracis e autor best-seller

Introdução:
A força do exemplo

Vós me chamais Mestre e Senhor, e dizeis bem, porque eu o sou. Logo, se eu, vosso Senhor e Mestre, vos lavei os pés, também vós deveis lavar-vos os pés uns dos outros. Dei-vos o exemplo para que, como eu vos fiz, assim façais também vós.

(João 13,13-15)

Em uma realidade na qual as pessoas precisam atuar em diversas frentes diariamente, se envolvendo nos cuidados no lar, no trabalho e na saúde (sua e da família), é natural que o cansaço excessivo e o desânimo se sobreponham. Como, então, pensar em fazer uma virada na vida que traga mais satisfação, amor-próprio e autorrealização? Como conseguir administrar tudo e ainda ser feliz? Este livro nasceu da busca das respostas a essas perguntas.

Nessa procura, cheguei a vários caminhos. Nem todos me ajudaram a alcançar a felicidade, mas sentia que era possível e continuei. Conheci pessoas incríveis, me encantei com narrativas que me inspiraram e me deparei com outras que foram exemplo do que não fazer nem ser. Mas todas foram histórias que enriqueceram meu entendimento sobre o que poderia viver.

A evolução da humanidade é marcada por histórias grandiosas e simplórias, ilusórias e realistas, romanceadas e científicas. Independentemente do teor, foram elas que compartilharam conhecimento, sentimento, cultura, eventos, hábitos e enriqueceram o ser humano ao longo de sua jornada. Há também as histórias de vida, e essas, por mais simples que sejam, são as de que mais gosto. Afinal, histórias conectam histórias, que conectam as pessoas, tirando-nos da solidão e nos inserindo em um contexto de um caminhar conjunto em busca de crescimento, melhoria e conquistas. Nossa vida é feita de narrativas pessoais e coletivas, repletas de emoções, angústias, dores e amores, e é por meio delas que mais aprendemos.

Uma dessas histórias conta que, na Índia, certa vez, uma mãe procurou Mahatma Gandhi[1] com um pedido: que ele aconselhasse seu filho a parar de comer alimentos açucarados, pois sofria de diabetes. Gandhi ouviu com atenção e respondeu: "Volte daqui a quinze dias". Sem entender bem o porquê do estranho pedido, a mulher retornou com o menino na data marcada e ouviu a mesma recomendação para voltar dali mais quinze dias. A mãe já estava impaciente, mas retornou mais uma e outra vez, sem que Gandhi atendesse sua solicitação. Quando finalmente recebeu o jovem, ele

---

1 Adaptado de VIDA + LIVRE. A força do exemplo. **Espiral interativa**, 2024. Disponível em: www.vidamaislivre.com.br/colunas/a-forca-do-exemplo/. Acesso em: 6 mar. 2024.

apenas olhou bem nos seus olhos e disse com firmeza: "Filho, pare de comer açúcar, pois isso irá matar você". Irritadíssima, a mãe argumentou: "Se era apenas para dizer esta frase, por que o senhor não falou logo?". E Gandhi respondeu: "Porque até a semana passada, eu mesmo comia açúcar".

O exemplo move multidões, como se diz. Como Gandhi poderia ensinar e aconselhar sem ele mesmo mudar aquela atitude maléfica? Não podemos ensinar aquilo que não sabemos, o que não é nossa realidade, que não experimentamos nem vivemos. E é por meio desse exemplo que me qualifico a escrever este livro e compartilhar com você tudo que aprendi nesses anos de desafios, em quatro décadas de existência. Não parece muito, mas tem sido intenso e transformador.

Sou filha de um caminhoneiro e de uma dona de casa, família de origem muito simples. São pessoas honradas, que me deram o suporte para que eu pudesse ser o que sou hoje: pedagoga, com diversas pós-graduações, inclusive em neurociência, atuando como palestrante, *master coach* em alta performance humana e coautora de nove livros, escritos com pessoas que me inspiraram a seguir adiante.

Nem sempre foi fácil. Devo dizer até que vivi mais desafios do que dias alegres. Passei por privações de todo tipo, perdi tudo e tive que me reinventar muitas vezes. Apesar de tantos tropeços, algo dentro de mim me movia para não desistir. Segui em frente, aprendendo com as experiências e me descobrindo dia a dia. Nesse processo de autodescoberta, conheci meu marido (que também vem de família simples) e junto com ele construímos uma nova vida, procurando nos apoiar mutuamente para poder crescer.

Histórias conectam histórias, que conectam as pessoas, tirando-nos da solidão e nos inserindo em um contexto de um caminhar conjunto em busca de crescimento, melhoria e conquistas.

PARE AGORA
@CARINAPREVIATO

Percebi, pelo sofrimento, que é preciso encarar a dor para conseguir resolver a tristeza, a desesperança, as dificuldades e as adversidades que sempre aparecem. É preciso, sim, olhar para a dor da separação, da perda, viver cada luto; só assim é possível superar e seguir. Apesar das dificuldades, recebi muitos "presentes" da vida e conheci pessoas que me ajudaram a evoluir e ser o que eu precisava ser, do meu jeito, com minhas virtudes e talentos, que todos temos, que são próprios de cada um de nós. Neste livro, quero ajudar você a fazer o mesmo: independentemente de suas dores, encontrar o seu caminho e a sua verdade.

A partir desse processo de superação, e com o profundo desejo de compartilhar meu conhecimento e promover a transformação nas pessoas (assim como havia acontecido comigo), comecei a realizar uma série de imersões. A primeira foi "Um olhar para sua história de vida", que mostrava que tudo que vivemos está ligado às nossas crenças, e depois criei muitas outras, como "Amor-próprio: ame-se mais", "Conexão Permita-se" e "Liberty", todas lindíssimas, com muitos testemunhos emocionantes de transformação de vida, e sempre convidando as pessoas para que se permitam sonhar, brilhar, viver plenamente e ser quem Deus quer que elas sejam. Desde então, a vida tem me trazido inúmeros casos de seres humanos que precisam de apoio e de esperança, e o livro mais recente (já um best-seller), *Você brilha quando vive sua verdade*,[2] tem ajudado a provocar muitas mudanças, fazendo com que ressignifiquem suas crenças.

---

2 PREVIATO, C. Soltando as amarras. *In:* SHINYASHIKI, E. (org.). **Você brilha quando vive sua verdade**: transforme sua vulnerabilidade em uma jornada preciosa. São Paulo: Gente, 2023. p.58.

Nesse caminho, tornou-se meu propósito entregar uma metodologia que promova, na vida das pessoas, a liberdade de ser e de se colocar no mundo de maneira única, algo que cada um pode e precisa ter, pois significa viver sem amarras ou prisões emocionais e mentais. E esse chamado para que eu criasse uma obra solo, de alto impacto, capaz de promover verdadeiras mudanças na vida de milhares, tomou força e nasceu sob a forma deste livro. Contudo, o processo até aqui também se mostrou desafiador. Afinal, a vida já provou que a jornada dos que estão dispostos a promover uma mensagem de bem não deve ser fácil, pois é a resiliência que forja a nossa melhor versão, mais autêntica e consciente daquilo que deseja viver e compartilhar.

Deus nos prepara surpresas, sempre para nos ensinar algo, e isso já deve ter acontecido com você, tenho certeza. Em meio a tantos acontecimentos alegres e difíceis, vivendo em um ritmo acelerado, velocidade máxima, Ele veio me ensinar algo, e tive que dar uma desacelerada na vida, pois a saúde se impôs. O agravamento de uma lesão ocorrida durante uma cirurgia e a ação de uma contaminação de toxoplasmose me deixaram muito debilitada. Senti que a vida escapava das minhas mãos. Tratamento longo, medicações pesadas, período de limitação e até desesperança. Acabei sendo internada, porque não estava aguentando a dor. Ao mesmo tempo, não suportava mais ficar na cama, inerte, sem energia para viver.

A enfermidade tirou meu paladar, me deixou prostrada e desfalecida, mas me abriu os olhos para muitas coisas. No desalento, cresci interiormente, alinhando ideias e sentimentos. Em meio a tudo isso, algo me dizia que precisava me preparar de maneira especial para este livro que você tem em mãos, porque sua proposta é nobre (desde sua origem, nos meus sonhos) e deveria chegar com a força que merece. Senti que a doença era um freio de Deus. Não era a hora. Mas há muito aprendi a ouvi-Lo, então respeitei e segui, cuidando da minha saúde.

Mesmo acreditando que em nosso destino a gente faz o que quer, é importante saber aprender com ele, pois muitas coisas fogem do nosso controle. Essa experiência me trouxe uma percepção profunda da minha limitação e me fez entender que não temos domínio sobre tudo, mas ao mesmo tempo podemos nos autossuperar e mudar.

No início de 2024, consegui retomar as atividades, terminei o tratamento e ganhei força. Mudei a rotina de alimentação e voltei para a academia. Senti que era outra pessoa, como se tivesse renascido depois desses cinco meses. Hoje sinto que essa metamorfose fez parte da preparação deste livro porque meu propósito é provocar essa mesma metamorfose nas pessoas. Meu foco é naqueles que querem sair do estado atual em direção aos seus sonhos, que precisam virar realidade (e virarão). É possível, e você pode acreditar. Aconteceu comigo!

Como malabaristas de circo, nós equilibramos muitos pratos e tentamos fazer com que eles não caiam. Tem hora que a gente sente que falta o chão – não queremos comer, falar, pensar, e esquecemos de cuidar de nós mesmos. É próprio do ser humano se desafiar todos os dias no sentido de sermos perfeitos, eficientes e lindos, o verdadeiro combo bom pai/boa mãe + ótima esposa/ótimo marido + profissional de sucesso, mas acabamos nos perdendo entre os infinitos itens da nossa lista diária de afazeres. Cada dificuldade parece uma rasteira da vida, e no fim do dia você se pergunta o que fez para merecer tudo isso.

Não temos domínio sobre tudo, mas ao mesmo tempo podemos nos autossuperar e mudar.

PARE AGORA
@CARINAPREVIATO

Diante dessa vida desafiadora, meu papel aqui é despertar em você a coragem, a autoconfiança, o autoperdão, a autoaceitação e o amor-próprio, porque há muitos planos que precisam da sua atenção e é natural que sinta que não está dando conta. Nestas páginas vou lhe mostrar que não é impossível e, sim, você pode dar conta de tudo sem abrir mão de suas responsabilidades. Vou mostrar que o caminho pode ser melhor, mais organizado, menos desgastante, mais feliz e realizador. Siga comigo em direção a um método transformador.

A mudança (você vai perceber) vem com o reconhecimento de como você está hoje, com a consciência de todas as dores, de enxergar claramente sua realidade e perceber que não está gostando do que está vivendo. A transformação começa nesse ponto. Quando você consegue identificar tudo que não está bom, fica mais fácil ressignificar e entender que precisa se amar, se conhecer, se ver como alguém próspero (não só a prosperidade financeira, mas muito mais), cheio de energia, de amor, de saúde, de Deus, de tanta coisa! A partir desse reconhecimento, vamos definir um plano para fazer a virada, e é por esta trilha que caminharemos.

Percebo, nas mentorias e nas conversas com as pessoas, que na base de todo insucesso estão a falta de controle emocional diante das adversidades e a dificuldade de separar vida pessoal e profissional, além de procrastinação (adiando seus sonhos e realizações), objetivos pouco claros e comodismo (atrasando sua evolução). Muitas vezes, a pessoa se sente sem força para sair da zona de conforto, até por não acreditar que é capaz. É importante percebermos que o controle emocional é essencial para o equilíbrio da vida e pode ser construída, da mesma maneira que você aprendeu tudo que sabe até hoje. É como qualquer coisa que você não sabia e foi atrás para entender, e talvez tenha errado nas primeiras tentativas, mas depois pegou o jeito. Foi assim quando aprendeu a dirigir, a cozinhar ou a liderar uma equipe.

Para ajudar você nessa caminhada, vou compartilhar a minha caixa de ferramentas para que consiga ter os elementos para transformar problemas em desafios (todos podem ser superados) e gerar aprendizado, seguindo o fluxo natural da vida. Não é tão difícil, é só mudar o ponto de atenção e aplicar algumas estratégias bem práticas. Vamos trabalhar nisso.

A caixa de ferramentas será o Método **SINTA** – composto de despertar sua **S**abedoria, exercer sua **I**nteligência emocional, ser **N**otável em suas ações, ser **T**olerante e praticar a **A**ceitação –, que criei reunindo todo o conhecimento que adquiri e vivenciei nesses anos todos. Entre as ferramentas, você também terá um espelho, para se reconhecer. A partir daí, já teremos a base do nosso aprendizado, praticando a *sabedoria* nas palavras e atitudes, exercitando a *inteligência emocional* diante das adversidades, aprendendo a ser *notável* no dia a dia (porque, por onde passa, você cura as pessoas, deixa saudades e brilha), permitindo-se ser *tolerante* diante das diferenças e dos desafios naturais da vida (e entendendo até onde essa tolerância deve ir), fechando o ciclo com o *aceitar-se*, que é outro passo importante desse processo tão rico que você viverá.

Vamos atuar de maneira pontual, visando a eficiência e a alta performance, com foco na inteligência emocional para lidar com os desafios. Com o fortalecimento do amor-próprio, da autoestima, da autoconfiança e da atenção no que realmente interessa, poderemos construir juntos a estrutura desse prédio que queremos levantar. É tijolinho por tijolinho, passo a passo, mas nem por isso será um processo lento e difícil. Você vai perceber que a base é ajustar a rota e acreditar que é possível fazer essa virada e realizar todos os seus sonhos.

Sua história de vida é única e é preciso valorizá-la todos os dias. Você já traz a sua própria caixa de ferramentas pessoal, que é repleta de soluções, mas nem sempre as percebe assim. Quer ver? É só olhar para trás e ver tudo que você resolveu e construiu. A sua trajetória é prova do quanto você é capaz de superar e vencer obstáculos. Este é o convite, e me disponho a fazer acontecer. Vamos juntos?

1.
Encontrando saídas

> A quem tiver, mais lhe será dado;
> de quem não tiver, até o que
> pensa que tem lhe será tirado.
> **(Lucas 8,18)**

Hoje é fácil perceber como existem pessoas que se arrastam pelos dias, sem dinheiro, sem uma situação estável, sofrendo com depressão profunda, ansiedade, síndrome do pânico, às vezes utilizando medicamentos para tentar alcançar algum equilíbrio e continuar vivendo. Eu conheço muitas pessoas nessa situação, e você deve conhecer também, ou mesmo estar se sentindo assim. Estamos vivendo em um cenário de muita tristeza e desilusão, fruto de abusos emocionais e até físicos, fazendo com que as pessoas estejam perdendo a esperança, sem acreditar que é possível ter dias melhores. Paz é uma palavra bonita que não faz parte do dicionário delas. É só problema, problema, problema, como se não vissem uma luz no fim do túnel e acreditassem que não há saída.

Quando uma pessoa se encontra nessa situação, aparece ainda um outro fator que a afasta mais de seus resultados desejados: a procrastinação, que começa a fazer parte do cotidiano, fazendo que a pessoa adie seus sonhos com desculpas que, no fundo, ela sabe que não são verdadeiras. Existe grande dificuldade de sair da zona de conforto, de saber aonde se quer chegar e definir objetivos claros. A falta de controle emocional[3] é uma realidade. Mas é possível mudar esse cenário!

No primeiro movimento da sua transformação está a percepção do instante em que você vive agora. Pare um pouco e olhe-se mais de perto. Como está a sua vida? Como você tem acordado todas as manhãs? Como está o seu ânimo para viver?

A partir desse reconhecimento do que não está bom, podemos entender melhor sua situação atual e começar a trabalhar na mudança. É um passo importante. É como se você fosse o seu médico, que faz a primeira consulta, identifica o problema, pede alguns exames e depois aplica o tratamento. Este é o caminho.

Como tudo desandou

Muitas pessoas – clientes, alunos, colegas – me dizem que sentem como se tivessem colocado uma pausa na sua vida, nos seus sonhos. O que mais escuto é que sua maior distração é a família, como se ela fosse um empecilho que as impedisse de viver plenamente. É uma pena, pois não deveria ser assim. A família é a nossa base, a preparação para a vida em sociedade; é nela que desenvolvemos valores, princípios, ética e as raízes de como seremos na vida adulta.

É como se essas pessoas tivessem parado de viver lá atrás, quando tiveram seus filhos aos 25 ou 30 anos (ou até mais cedo), se

---

3 GUILHERME, H. A importância do controle emocional no crescimento profissional. **Linkedin**, 19 abr. 2023. Disponível em: www.linkedin.com/pulse/import%C3%A2ncia-do-controle-emocional-crescimento-hugo-guilherme/. Acesso em: 24 jul. 2024.

casando muito jovens e assumindo uma infinidade de compromissos e desafios. Agora, com 45 ou 50 anos (ou mais), é como se estivessem retomando sua jornada pessoal. Pessoas mais maduras contam que se casaram com o primeiro namorado para se verem saindo da pressão exercida pelos pais, a quem deviam respeito e muitas vezes precisavam abaixar a cabeça e ser submissas. Essas pessoas eram educadas para aceitar tudo e jamais impor sua vontade, pois eram obrigadas a ouvir e obedecer: "Faz assim e acabou!".

Costumo ouvir que se esqueceram delas mesmas, de seus propósitos, objetivos e sonhos, "vivendo apenas para a família". Comentam que, agora que os filhos cresceram, estão na pré-adolescência, indo para a faculdade ou já saíram de casa (para viver sós ou se casar), elas podem viver a própria vida novamente e olhar para si depois de anos sem fazê-lo. É como se sentissem que tudo que passaram não fizesse parte dessa mesma vida!

Nesse momento de olhar para elas mesmas, depois de perceberem os anos de autoabandono, vão se deparar com uma saúde debilitada, porque não estavam cuidando do alimento que ingeriam, de quanto açúcar e produtos ultraprocessados consumiam, nem se lembravam da última ida ao médico, porque estavam no automático, fazendo, fazendo, fazendo. E é comum que cheguem lá na frente enfraquecidas, sem conseguir passear ou viajar com o cônjuge ou viver aquilo de que mais gostam. Os companheiros também não têm mais o mesmo gás nem a mesma energia, pois estão cansados e também percebem que faltou autocuidado.

Tenho mentoradas que, quando chegaram nesse ponto da vida, acabaram se separando porque perceberam que deixaram de viver o que mais queriam (mas veja que tem muito que fazer antes de pensar em separação!). O marido não entende nada e diz: "Espera lá!

A vida toda você foi a mulher dentro de casa, que fazia isso e aquilo. Agora que os filhos cresceram, você só quer sair com as amigas, ir para bares, shopping, cinema!". Ele não sabe o que está acontecendo na cabeça dela.

Então, o que aconteceu para que essa pessoa desviasse do seu caminho? Talvez tenha tido filhos muito cedo, se casado jovem demais, parado completamente os estudos para assumir uma família, largado um bom emprego para ser mãe/pai, mudado de cidade, enfim, tantas coisas podem ter acontecido!

Para algumas dessas pessoas, parece que está tudo bem viver essa reviravolta na vida, porque elas aprenderam a redirecionar a rota, ajustando seus sonhos de infância. Para outras, não, porque deixaram de viver o que desejavam, abrindo mão de muita coisa, o que levou a uma vida frustrada, geralmente sem valorizar o que têm. Conheço algumas pessoas que têm um ótimo marido ou esposa, filhos saudáveis, mas me dizem: "Olha, não era isso que eu queria, não era aqui que eu gostaria de estar".

Quais são suas dores?

Percebo que a principal dor das pessoas é a **falta de autoestima**, em todas as situações e classes sociais: desde a dona de casa, o funcionário de uma empresa, até o empresário. Na maioria dos casos, o ponto em comum é o mesmo: a autoestima abalada, que se conecta com todas as outras coisas da vida. Por quê? Porque, com a autoestima baixa, essa pessoa começa a não se valorizar, depois não se ama, acaba perdendo o foco, não sabe mais aonde quer chegar e termina se acomodando. Então, vejo uma rede entrelaçada de muitos fatores, que se juntam na **falta de amor-próprio**.

No primeiro
movimento da sua
transformação
está a percepção
do instante em que
você vive agora.
Pare um pouco
e olhe-se mais
de perto.

PARE AGORA
@CARINAPREVIATO

A origem está lá atrás, na sua infância, no começo da sua existência. É quando você não se sentiu validado em ser como era ou simplesmente pela maneira como foi corrigido (ou maltratado, punido) em alguma circunstância. Só o erro era evidenciado, e não o que era bom (algo muito comum em relação ao desempenho escolar, por exemplo). As diferenças na educação e no tratamento entre irmãos e irmãs está presente aqui (era comum que as meninas tivessem mais obrigações domésticas que os meninos e menos tempo de lazer por causa disso). Era algo cotidiano ver chinelo voando, cinta rodando, com punições carregadas de agressividade, na maioria dos casos.

O que aconteceu nessa fase afetou a maneira como suas emoções se manifestam hoje, como você caminhou pelo mundo e, a partir daí, como conduziu sua história de vida. Não se sentir validado tem a ver com dor e causa. É uma dor que você sentiu e que afeta seu presente e, como causa, também afeta a maneira como você faz o que faz. Vamos tratar dessas crenças mais adiante.

É importante perceber que a falta de autoestima tem ligação direta com a sensação de "não existir". Porque, se não tenho autoestima, eu não gosto de mim mesmo, não gosto do que eu sou, nem da pessoa em quem me transformei. A pessoa que não se conhece, não tem identidade própria e acaba não explorando suas potencialidades. E isso vira uma bola de neve (só aumenta)!

A vontade é de sair correndo dessa cena de horror, desse filme triste que sua vida se tornou. E há muitas maneiras de fazer isso: fugir para os vícios (comer, beber, se deixar anular pelos outros, não se cuidar), achar que as religiões são a única solução (Deus vai resolver isso pra mim!), fugir da realidade e fingir que está tudo certo e não enfrentar o que precisa ser arrumado.

Imagine que você diga: "Ah, quero emagrecer! Deus vai me ajudar!". Mas o que você vai fazer efetivamente sobre isso? Não é só ficar sentado, comendo da mesma maneira, sem fazer exercícios (caminhar é de graça!), sem estudar sobre alimentação, fazendo do jeito que sempre fez e esperando que algo mude. Não vai mudar! Você precisa se mover!

Essa questão do emagrecimento (que aflige a maioria das pessoas) representa bem esse conflito da mudança. Se você está muito acima do peso, se sua saúde está debilitada, se tudo parece disfuncional, seu corpo também estará disfuncional. Mas quem alimentou esse corpo para estar disfuncional? Você! Pelos conflitos emocionais que tem vivido, pela ansiedade que faz você comer compulsivamente, pela falta de amor-próprio que leva você a não se cuidar.

O seu **desequilíbrio emocional** se reflete no seu corpo e nos seus relacionamentos. O mesmo acontece quando você diz que deseja ter sucesso, quer mudar, crescer, ganhar mais. Mas como você tem alimentado sua mente? Você tem estudado, se dedicado, investido em você, em novos cursos, em livros? Tem tanto conteúdo gratuito de qualidade na internet!

Como você quer sair pelo mundo e fazer acontecer? Como vai ter resultados diferentes fazendo a mesma coisa de sempre, se todo dia chega em casa e vai direto pra cozinha comer um pão francês com margarina, senta-se no sofá e fica assistindo a uma série? Que resultado diferente vai ter?

A pessoa tem que querer muito, tem que buscar novas possibilidades, que estão em todos os lugares e muitas vezes de graça! É muito cômodo ficar ali, naquela situação, sem procurar as oportunidades que estão tropeçando em você a todo momento, mas é preciso estar atento e AGIR!

Encontrando saídas **35**

Aquele que está vivendo nesse caos muitas vezes está se vitimizando, ao ponto de sentir que está ganhando alguma coisa com a piedade do outro, recebendo migalhas de atenção. De repente, é uma mãe de família que não consegue nem lavar uma louça de tão deprimida que está e a filha acaba tendo pena dela e dizendo: "A mãe está cansada, deixa ela quieta lá, vendo novela. Vamos lavar pra ela!".

Mas e daí? Por que essa pessoa vai querer mudar? Ela está ganhando algo quando se coloca no papel de vítima. Recebe a compaixão dos outros, alguns cuidados, um pouco de afeto. Nada vai mudar!

Essas dores só reforçam a ideia de que somente você pode fazer alguma coisa para transformar a sua realidade e as respostas sempre vêm, de uma maneira ou de outra. Vamos aprofundar nas causas dessas dores mais adiante. Você vai ver que há muito para ser feito e é possível se transformar!

O que você queria ser?

Agora, reflita um pouco: qual era seu sonho, quando criança? O que aquela menina ou aquele menino queria ser? Cantor, bailarina, astronauta, jornalista, cientista nuclear, dono de uma lojinha? Você poderia ser qualquer coisa que quisesse, mas a vida deu uma guinada para outras direções.

E então? Vale a pena sofrer por não ter conseguido viver seu sonho e ter tido que mudar o rumo da sua história? Será que, se não posso ser uma bailarina clássica, como imaginei, poderia ser um outro tipo de bailarina, uma diferente, com palcos fora do padrão tradicional? Talvez praticando movimentos do pilates, da ioga ou da dança moderna? Não seria uma outra maneira de viver esse sonho?

Comecei a cantar na igreja quando tinha 8 anos, durante a catequese, e depois participei do coral. Sempre observava um menino que tocava bateria e produzia um som bem diferente. Observava aqueles movimentos e me surpreendia com a complexidade daquele instrumento. Eu pensava assim: "Como é que pode? Uma mão faz um som, a outra mão faz outro som, um pé faz uma batida, o outro pé faz outra batida e tem que estar ligado no tempo. Como fazer isso tudo? Não vou dar conta!". Depois pensei que se existia dentro de mim o desejo, eu daria conta sim. Ainda adolescente, falei para a família que meu sonho era tocar bateria. Meu pai foi categórico: "Isso é coisa de homem!". Nos anos 1980, no auge do *rock and roll*, a bateria era sinônimo de muito barulho e rebeldia! Mas fiquei com aquilo na cabeça: "Bateria é coisa de homem! Bateria é coisa de homem!". Chorava de ver alguém tocando bateria e achava lindo.

Muitos anos depois, já casada, cheguei para o meu marido e disse: "Vou revelar o meu sonho, porque eu tenho um sonho". "E qual é o seu sonho?", ele perguntou. Confessei: "Um dos meus sonhos é tocar bateria". Ele foi rápido: "Então vamos!". Comprou uma bateria e me deu de presente. Eu nem fazia ideia de como tocar aquilo, mas comecei a frequentar as aulas.

Uma semana depois, postei um vídeo sobre o meu progresso (mas não tocava nada). Vendo o post, os amigos da igreja acabaram me chamando para tocar no Retiro de Mulheres. Por ser um evento só para o público feminino, eles estavam com dificuldade de encontrar uma baterista que fosse mulher. Fiquei toda lisonjeada, feliz: "Nossa, vou tocar na igreja! Deus me viu!".

Meu marido chegou pra mim e me alertou: "Escuta, mas você começou a aprender agora! Como você vai tocar no retiro?". Toda confiante, soltei essa: "Não sei! Deus me deu o sonho, você me deu a ferramenta, o estudo está aqui na minha cabeça e vou fazer". Dali a três meses eu estava tocando no retiro! Fui e mostrei pra mim mesma que dava conta! Foi uma conquista incrível, porque era aquela coisa que "só homem podia fazer"! Se eu estivesse presa àquela crença do meu pai, nunca teria realizado esse sonho. Percebi que aquela era a visão dele, não a minha. Hoje, na minha casa, quando tenho um tempo, toco e canto do meu jeito.

O gostoso da superação é isto: mostrar para si mesmo que você dá conta, que você pode. E isso também se aplica escrever um livro, subir em um palco, dar uma palestra, assumir um novo emprego, mudar de carreira, viajar pelo mundo, viver um novo amor. É mostrar para você mesmo que pode dar certo, como quando você aprendeu a andar de bicicleta, preparou o seu primeiro bolo ou consertou o carro sozinho! Ou quando concluiu algum curso ou ganhou seu primeiro salário.

Sinto que precisamos refletir sobre esses sonhos. Nem sempre o que idealizamos na nossa mente de criança é exatamente o que desejamos. Talvez queiramos apenas a sensação que aquilo nos trará, como a leveza e a liberdade de uma bailarina, a alegria do canto, o contentamento de poder compartilhar descobertas e fazer com que as pessoas se reencontrem nos seus propósitos, como faria um palestrante. Encontre esse sentimento que você quer alcançar e descobrirá sua razão de viver! Pergunte-se: como quero me sentir daqui a cinco anos? Eu me vejo fazendo o quê? Como é o "final feliz" que idealizo para mim?

Quando eu era criança, lembro de ter dito para minha mãe que eu queria "consertar as pessoas" e pensei em ser médica ou fisioterapeuta. Mas fui me observando e percebi que o que me fazia feliz mesmo era transformar vidas, "consertando" pessoas de outra maneira (o que faço até hoje).

O gostoso da superação é isto: mostrar para si mesmo que você dá conta, que você pode.

PARE AGORA
@CARINAPREVIATO

O primeiro passo, então, é acreditar que é possível e procurar as saídas.

Sim, tem saída!

Pode ser que você seja essa pessoa que sente que nada vai mudar na situação em que está agora, que está desesperada, acomodada, vivendo de uma maneira que não gostaria, talvez pensando na morte, em fugir daqui e acabar com todo esse sofrimento. Pode ser que não consiga ver saída, mas saiba: tem saída, sim! Você só precisa ajustar a rota e ir mudando alguns pontos importantes para chegar aonde deseja. Um passo de cada vez pode construir qualquer caminho. Confie!

O primeiro ponto de atenção é entender que não vai aparecer um helicóptero do céu para salvar você. Nunca é uma solução mágica, instantânea. Você precisa se mover. Deus age de outras maneiras para nos ajudar (como por meio deste livro aqui), mas temos que fazer a nossa parte. Senão seria como a mãe ou o pai que fazem a tarefa de casa para o filho. Isso não está certo, ele tem que aprender a fazer sozinho, talvez com seu apoio, mas SOZINHO, com seu próprio esforço, tentativas e erros. É o mesmo com a gente. Nosso Pai fica no apoio, mas a lição é sua, você que tem que fazer! Acredite que tem saída para tudo, mas você precisa dar o primeiro passo no sentido de encontrá-las. E a melhor saída é VIVER.

Dá para fazer algo hoje?

Na verdade, se você está fazendo esta leitura, já deu o primeiro passo em direção a tornar consciente o que não está bom, mas poderá melhorar com seu esforço. Com essa imagem mais clara da realidade, vai ficar mais fácil transformar e seguir em frente, em direção aos seus sonhos, à sua felicidade.

Pode ser que esteja pensando: "Ok, Carina, agora eu estou assim, destruído, acabado, meu casamento está dando errado, meus filhos não me obedecem, está difícil perdoar meu irmão, não consigo mudar, parece impossível unir minha família! Está tudo ruim! O que faço agora?".

E respondo: "Como você gostaria que estivesse?". E aí, sim, você cria uma imagem desse futuro. Você pode dizer: "Ah, gostaria que a gente se juntasse no domingo, que fosse uma família feliz, que eu tivesse um marido ou uma esposa que me ouvisse, que me respeitasse".

Com essa visão definida, vamos começar a trabalhar juntos, na maneira como isso pode se materializar, fazendo com que o universo contribua e suas atitudes colaborem para que as coisas aconteçam, e então vamos passar do caos à felicidade, construindo tijolinho por tijolinho, um passo e depois outro.

A proposta é que você se desapegue desse *problema*, que às vezes parece ser seu animal de estimação, que carrega pra lá e pra cá e chama de "meu problema", como se fosse um tesouro. Não! Foi algo que você construiu, mas que aprenderemos a exterminar!

Lembre-se de que houve um tempo em que você não vivenciava esse problema, tudo era diferente. Pergunte-se: "Como vai ser viver sem isso?". Pense por um momento. Nem sempre foi assim, não é verdade? Você nem sempre foi assim. A sua vida nem sempre foi assim. Então, o que houve? Qual foi o ponto em que a vida desandou? Foi um momento específico ou foi desandando um pouquinho a cada dia?

Talvez tenha sido naquele dia em que você abriu mão de se cuidar para fazer outra coisa. Abriu mão de suas prioridades para resolver as coisas da família e do trabalho. E você foi abrindo mão: "Ah, hoje eu não posso cuidar do cabelo ou ir para a academia porque vou fazer tal coisa. Amanhã não posso porque tenho que solucionar tal problema de alguém". E passou um mês, dois meses...

E aí você vai deixando. Prioridades do autocuidado, prioridades da vida profissional, da sua capacitação para um emprego melhor. E haja justificativas: "Ah, eu queria tanto fazer tal curso! Mas vou deixar para o mês que vem porque agora está apurado!". Por que não escolheu um conteúdo gratuito e de qualidade para ir estudando enquanto isso? Adiando seu crescimento, você vai deixando, deixando, não termina nada que começa. E aí junta tudo isso, que gera ansiedade, frustração, insegurança, falta de amor-próprio.

Saiba que temos habilidades dentro de nós que costumamos deixar escondidas e abafadas diante de todos os desafios, desse caos, de tudo isso que está acontecendo.

Falta de foco, procrastinação, e você vai desanimando e adiando: "Puxa, queria tanto ter feito, mas não fiz! Já passaram tantos anos e, olha lá, podia estar me formando!". Então, tudo tem um começo, e começa com sua ação. Pense nisso!

Pelo que você quer ser lembrado?

Essas são perguntas que sempre faço nas minhas mentorias: Qual é a marca que você vai deixar no mundo? Qual é o seu legado? Como se lembrarão de você?

É importante você enxergar essa imagem porque ela será o seu propósito de vida. Se a sua existência não tiver um objetivo bem claro, vai ser fácil cair na ilusão e querer sair correndo, beber para esquecer, comer para esquecer, fugindo da própria realidade e do potencial divino que está dentro de você. Mas, se você chegou até este livro, considere um bom sinal, pois se moveu em direção ao seu crescimento, no sentido da mudança.

Não adianta reclamar que está tudo errado. Precisa pegar na enxada e começar a arrancar as ervas daninhas, o mato que cresceu. Depois é revolver a terra, adubar e plantar. Plantar o quê? Você tem que escolher o que vai plantar, que sementes escolherá para germinar e, em seguida, regar bem e cuidar, para que cresçam, floresçam e deem bons frutos.

Lembre-se de que onde você coloca sua atenção estará concentrada sua força. Então, escolha onde focará sua energia e alegria! Esse é um processo de tomada de consciência. Quando você presta mais atenção em si mesmo, percebe do que realmente gosta, o que o atrai, fica mais fácil fazer mudanças e caminhar rumo à sua própria essência. Sabendo quem você realmente é, será mais fácil descobrir aonde quer chegar e quais são suas potencialidades. Até para ajudar os outros precisará se fortalecer!

Percorreremos juntos mais alguns passos muito importantes para fazermos essa transformação. Vamos adiante!

2.

1% a cada dia

> Jesus respondeu-lhe: "Há alguém entre vós que, tendo uma única ovelha e se esta cair num poço no dia de sábado, não a irá procurar e retirar?"
> **(Mateus 12,11)**

A sensação de não saber para onde ir é algo muito comum entre as pessoas que atendo.

Como falar sobre ser humano é falar de nós mesmos, é fácil perceber que somos muito parecidos em vários aspectos. Se temos problemas para resolver, viramos especialistas em desafios. E parece até que nascemos com esse dispositivo, centralizando em nós tudo que existe para ser resolvido. E, o pior, achando que nunca está bom, nada é como deveria ser e a vida "podia ser melhor".

Realmente, cobramos muito de nós mesmos, e a maioria almeja o combo pessoa perfeita + cônjuge amoroso + pai e mãe celestiais + empresário e empresária de sucesso. Queremos o extraordinário, não nos contentamos com o possível e queremos o impossível o tempo todo. Sei que querer sempre mais e melhor é algo bom, mas muitas vezes isso vira um fardo pesado demais para ser carregado. Precisamos nos lembrar de que já fazemos o nosso melhor todos os dias. Ninguém acorda de manhã planejando ter um dia péssimo!

Sinto que o treino é fazermos o possível com a postura de estarmos melhorando 1% a cada dia, rumo a essa excelência que tanto desejamos!

Quem é você mesmo?

Conheço pessoas que viveram (e algumas ainda vivem) situações bem complicadas de violência doméstica, com relacionamentos difíceis, com parceiros narcisistas e egoístas, que não permitiam que elas se expressassem livremente e opinassem sobre as situações do dia a dia. Para evitar conflitos, elas foram aceitando as imposições, se ajustaram às condições que tinham e, aos poucos, esqueceram seus reais desejos e anseios, se anulando completamente.

Infelizmente, falta de identidade e de autoconhecimento são traços marcantes nas pessoas que atendo. Elas me dizem que não sabem quem realmente são, qual é o potencial delas ou o que querem de verdade. Se pergunto o que gostam de fazer, elas não se lembram e costumam dar exemplos do marido, da esposa, dos filhos. É um alto nível de anulação e falta de visão sobre si mesmas.

Essas pessoas foram deixando seus desejos de lado e incorporando os da família. Vejo que fazem o que a maioria prefere, cozinham o que todos gostam de comer, sem considerar suas preferências pessoais. Se vão a restaurantes, deixam de colocar sua opinião sobre cardápios e locais para visitar porque querem "fazer os outros felizes". Quando percebem, estão comendo o que não gostam, fazendo o que não querem, sendo quem não são.

Esquecer quem você é costuma trazer sofrimento porque é como perder sua própria essência, seu propósito de vida. Você vira uma "coisa" largada ali no sofá, sem saber nem porque nasceu e por qual motivo está vivo! E isso faz com que todos se afastem – o marido, a esposa e os filhos deixam de valorizá-la porque essa pessoa já não se valoriza e nem se expressa verdadeiramente, tendo se transformado em uma personagem criada para agradar os outros.

Algumas vezes, essa mulher ou esse homem até sabe quem é, mas mesmo assim acaba se adaptando ao ambiente. Acontece muito nas relações entre as pessoas. A esposa ou o marido se molda ao relacionamento a dois para que "dê certo", então para de falar com os amigos e de praticar os *hobbies* de que gostava, perde sua identidade, vive somente para o outro. E costuma me perguntar: "Meu Deus, Carina, onde foi que eu me perdi?".

Sinto que elas realmente se desviaram do caminho e estão soterradas em afazeres. É muito comum abrirem mão dos próprios sentimentos em prol do outro.

Quando alguém está em um namoro ou acabou de se casar, faz de tudo para agradar o parceiro, não é? Quando vêm os filhos, faz de tudo por eles. Tira da própria boca para dar para os filhos. Deixa de comprar algo de que precisa para dar para eles, porque é importante. De quantas coisas abrimos mão pelo outro, por amor?

Só que esse "abrir mão por amor" também é uma maneira de sacrifício, pois, em um primeiro momento, você não percebe o peso daquela ação. Só vai sentir esse peso com o passar do tempo, quando olhar para sua história e se perguntar o que aconteceu.

Tive uma mentorada que teve câncer e faleceu prematuramente. Em alguns momentos, ela me dizia: "Carina, eu gostava de tantas coisas e me perdi, me perdi na minha história. Comecei a viver a vida da mulher empreendedora, a vida do meu marido, ser a esposa que meu marido queria, porque meu marido falava pra mim assim: 'Eu quero uma mulher assim, assim, assim'. Então eu disse pra mim mesma: 'Eu vou ser assim, assim, assim pra fazê-lo feliz'. E muitas vezes não me fazendo feliz. Não estava feliz, mas eu fazia por eles. E hoje vejo que estou indo embora. Eu não vou durar até o final do mês. Eu estou morrendo. O que eu fiz por mim?".

Percebo que as pessoas, quando estão em uma situação de debilidade, enfrentando uma doença, costumam parar e se perguntar sobre sua trajetória, o que fizeram, o que não fizeram, qual legado vão deixar nesse mundo. Essa mentorada também passou por isso. E depois desacelerou no trabalho, para curtir as coisas simples da vida (as que nunca tinha tempo de fazer), pausou o tratamento e viveu tudo que queria, fazendo uma última viagem com a família.

Tudo isso me fez refletir: "Esta é aquela mesma mulher que estava perdendo sua identidade pelo outro?".

Muitas vezes, escuto esta frase: "A gente casa pra fazer o outro feliz". Mas é preciso lembrar que você tem que ser feliz também. Tem que haver uma troca. Não é para encontrar a metade da sua laranja! Eu sou uma laranja inteira que encontra outra laranja inteira e vamos viver a vida como dois inteiros que se complementam de alguma maneira. Sei que é meio clichê, mas é isso.

Vejo, com frequência, que a mulher se doa muito mais que o homem. Claro que não está errado se doar, porque acredito que fazer o outro feliz também traz felicidade para nós mesmos. O ponto, aqui, é se *anular* e deixar de ser você mesma para que isso aconteça. Não, isso jamais!

O que percebo é que uma mulher que se anula deixa de ter identidade, vira um rascunho daquilo que o outro desejou. Disso nasce um vazio, pois ela não se reconhece mais, passa a ser uma estranha no espelho. E o outro muitas vezes se afasta, perde o desejo, porque ele se apaixonou pelo você verdadeiro, lá de trás, da época do namoro, aquela foi a imagem que o atraiu, que era o ideal. Ele começa a ver uma pessoa que aparenta ser algo falso, sem autenticidade, talvez sem alma própria, pois não é mais aquela mulher vibrante, brilhante, que tinha isso e aquilo.

Essa mulher, que não lembra mais quem é, deixa de fazer algo porque o marido/namorado não gosta, para de ir em algum lugar porque ele não quer, muda todo o guarda-roupa porque quer chegar no que ela acredita que seja o "ideal" dele, deixa de chamar a própria família para sua casa porque ele não gosta de um ou de outro. Tudo tem que ser do jeito dele!

Existem também aqueles homens que exercem um poder quase "policial" sobre a mulher. Ela não pode chegar atrasada porque ele fica irritado, não pode tocar em determinados assuntos porque o marido desaprova, ele liga o tempo todo para acompanhar cada movimento, tem ciúme doentio de tudo e de todos. Ouvi, uma vez, que o marido questionou a esposa, que estava voltando do supermercado sozinha (porque ele "não gostava" dessa tarefa), para saber quem havia dado flores para ela, as mesmas que haviam sido compradas para embelezar a casa deles!

E o que acontece é que essa mulher vai se fechando em um casulo e acaba não sentindo prazer no que faz, pois a vida se torna difícil. Nossa, é uma prisão!

Conheço casos de homens que também passam por vários tipos de assédio e de violência, que afetam seu equilíbrio mental e sua autoestima. É triste o que algumas mulheres conseguem fazer para tirar a paz do seu companheiro!

Recentemente, estava conversando com uma jovem de 25 anos, que tem um namorado da mesma idade, que é gentil e bem-humorado. Só que para a moça não está bom assim. Ela me disse

1% a cada dia   **49**

que o rapaz a sufoca e sente que está perdendo sua identidade porque ele não gosta que ela saia com as amigas, e isso a deixa confusa. Percebo que é importante entender que certas coisas precisam ser conversadas e alinhadas – é importante dizer do que gosta, do que não gosta, quais são seus valores, no que acredita, tudo baseado no diálogo constante. E, se realmente não houver sintonia nesses detalhes, talvez não seja o parceiro ideal. É preciso verificar essa questão tentando manter a neutralidade para analisar a situação.

Percebo que essa identificação acontece lá atrás, no início do relacionamento. Essa mulher que se perdeu, que não sabe o que fazer, que está frustrada, não se posicionou desde o começo. Ou seja, não soube se expressar verdadeiramente, se omitiu e se moldou ao ideal do outro. Você paga o preço agora, mas tudo começou lá no passado.

Um dia desses, estava preparando uma palestra que apresentaria em Santa Catarina, e me vi conversando com Deus (sempre faço isso): "Senhor, o que é que aquelas pessoas precisam ouvir? Coloca na minha boca as palavras que elas precisam ouvir". E fiquei naquele diálogo com o Pai. Apesar de ter alguns esboços de palestras preparados, eu pensava: "Não é isso! Não é isso!". Ajustei os slides sobre a minha história – é importante contar quem eu sou –, mas algo dizia: "Não é isso, não é sobre mim, não vou lá para falar da Carina, vou lá para falar delas!". Fixou-se em minha mente a figura de uma mala, e essa imagem sempre voltava à minha mente. Uma mala, uma mala, uma mala... Até pedi para o meu assistente inserir um slide de uma mala, com espaço para eu escrever. Sabia que era no contexto de identidade, daquilo que a gente carrega, a nossa bagagem e os pesos que levamos, que não são nossos, mas ainda não havia entendido completamente como deveria abordar esse ponto.

Querer sempre mais e melhor é algo bom, mas muitas vezes isso vira um fardo pesado demais para ser carregado. Precisamos nos lembrar de que já fazemos o nosso melhor todos os dias.

PARE AGORA
@CARINAPREVIATO

Quando chegou a hora da apresentação, entendi tudo. Eram quatrocentas mulheres, lindas, maravilhosas, empresárias, glamourosas, "no salto" (como costumo dizer), mas senti que elas não estavam manifestando sua real identidade, não viviam plenamente. Percebi, pelas conversas e relatos, que elas se deixavam contaminar pela opinião dos outros, se envolviam em questões que não eram delas, não conseguiam ser quem nasceram para ser. Então, não estavam deixando um legado, sua marca no mundo. E me veio uma sensação muito forte de que deveria falar sobre isso, para trazer essa visão sobre as crenças que nos limitam, nos travam e bloqueiam nosso caminhar.

Quando se chega nesse estado de anulação, é difícil reverter isso, ser você mesma, brilhar do jeito que poderia brilhar, e essa provavelmente vai ser a causa da sua separação (ou do seu insucesso). Porque você deixou de ser aquela pessoa incrível que ele ou ela conheceram.

Lembro do caso de uma mentorada, a Joana.[4] O namorado dela (que depois virou marido) havia sido muito mimado pela mãe, que tinha o costume de colocar a comida no prato dele, desde que era pequeno, e esse hábito permaneceu até a fase adulta. Quando começou a namorar, Joana manteve o ritual e, nas reuniões de família e nas festas, ele sempre pedia para ela colocar comida no prato dele. Ela achava lindo! Mas ele começou a mudar, a falar com a Joana como se ela fosse a mãe dele. Depois de casada, ela era a Joana que "lavava, passava, cozinhava e colocava comida no prato do marido". A Joana ideal! Fazia ele feliz e se sentia feliz por isso.

---

4 Os nomes das mentoradas foram alterados para proteger sua identidade.

Passado algum tempo, veio a primeira traição dele. Joana se perguntou, indignada: "Como assim? Faço tudo certinho!". Deu aquela gelada nele, mas acabou perdoando. Mais um tempo e nova traição. Um pedaço dela parece ter morrido ali. Terceira traição. Quarta traição. E tudo aquilo que ela havia idealizado acabou definhando, secando por dentro. Já não era o que ela havia sonhado. Resolveu entender o que estava acontecendo, se questionando para resgatar o casamento e manter a harmonia da família. Para voltar, teve que viver um processo bastante profundo e difícil. Foram vários processos de terapia.

Relacionamentos deveriam ser algo tão simples, fácil, não é? Mas não, não são. Neste caso, vimos como é comum virarmos a "mãe" do companheiro ou da companheira. Mas somos nós que nos colocamos nesse papel, e é preciso aprender a se observar e analisar o que está acontecendo.

No caso da Joana, quando tentou voltar atrás e ajustar o próprio comportamento, foi vista como "chata" – todos estranharam as mudanças e até disseram que ela não era "a mesma pessoa". Mas agora ela estava sendo ela mesma, a versão verdadeira, a legítima!

Há uns cinco anos, Joana vem exercitando essa reformulação de si mesma, ajustando aqui e ali, melhorando os aspectos que percebe que precisam de mais atenção. Passou a fazer o que mais gosta, a ir aonde quer, com as companhias que escolhe e da maneira que mais a agrada, está frequentando a academia e se prepara para começar a correr. Não vai mais a lugares onde não quer ir, nem a festas com pessoas de que não gosta ou com as quais não sente nenhuma sintonia. Não faz mais o que a desagrada nem se obriga a conviver com pessoas e situações que não agregam nada à sua vida. Exercício do autorrespeito!

Muitas vezes, Joana está cansada, teve um dia exaustivo, chega em casa após o trabalho e o marido diz: "Vou assar uma carne e chamar alguns amigos para conversar!". Antes, isso seria motivo de discórdia, porque ela acabava se sacrificando e ajudando na organização das coisas. Mas agora ela vê como algo mais tranquilo de resolver. Apenas se posiciona com o companheiro: "Como tenho que acordar às 6h, vou dormir cedo! Divirtam-se!". Não se vê mais na obrigação de "fazer sala" para os amigos, de ficar conversando com as esposas ou namoradas, que vieram fazer companhia também. Não! No máximo, vai até lá, cumprimenta a todos, explica que vai se ausentar e é isso! Depois, no momento certo, conversa com o marido e sugere que esses encontros sejam marcados nos fins de semana ou nos dias em que ela também possa participar. Assim, ela se preserva, a vida fica mais leve e a relação se mantém saudável. Aprendeu, enfim, a colocar sua energia no que realmente quer que prospere!

Joana aplica a mesma postura em relação ao convívio com pessoas que não considera boas companhias para a família, pois observa comportamentos que não seguem seus valores. Ela se posiciona e comunica ao marido e/ou aos filhos que fulano e sicrano não devem entrar em sua casa e explica as razões. Perdão é importante? Claro que sim. Perdoar é bom (especialmente para você), mas a convivência não é uma obrigação!

Essa mulher que soube se transformar, em nome da harmonia familiar, aprendeu a negociar alguns pontos, sem se anular, cedendo na medida certa e colocando sua vontade de maneira mais harmônica, mas sempre autêntica. Seu amor-próprio agora vem em primeiro lugar.

Posicionar-se com gentileza é algo que precisa ser adotado. Todas as verdades podem ser ditas, mantendo o respeito ao outro e a você mesmo. Se você concorda, então concorde. Se discorda, então fale, com doçura, mas coloque-se. Nunca se omita.

Na vida a dois, é possível fazer as coisas do seu jeito, mas é preciso considerar o outro, planejar juntos, ajustar a programação de marido, esposa e filhos, conciliar agendas. Tudo isso mostrando que somos um núcleo de pessoas que querem viver bem e em paz, considerando as diferentes necessidades de cada ser, para fazer funcionar! Esse exemplo vai ser replicado pelos filhos, então você também está mostrando para eles como é a vida em sociedade, como é ser um cidadão da paz na prática, todos os dias. Olhar para o outro, ouvir o que ele tem a dizer, ver do que precisa e criar uma dinâmica de liberdade, direitos e deveres, uma organização mínima, em que todos precisam fazer a sua parte.

É assim que funciona. Sem abrir mão do que eu quero, mas considerando os outros. Costumo dizer: "Não vou a tal lugar porque não abro mão da minha saúde mental, porque não quero estar em ambientes que poluem minha cabeça". E isso é se conhecer. Conhecer seus próprios limites, do que gosta ou não gosta, saber quem você é realmente.

Conheço uma especialista em comportamento que tem uma vida confusa. Tantos anos de aprendizado e conhecimento, mas ainda derrapa em situações rotineiras e em relações mal conduzidas. Mas, de tempos em tempos, ela se coloca na postura de aprendiz e percebe que precisa parar, se tratar e se conectar melhor com ela mesma.

Outra mentorada, a Larissa, também me trouxe essa reflexão. Ela estava namorando havia muitos anos e o parceiro nunca tomava uma decisão, no sentido de estabelecer uma família. Chegou ao ponto de dizer: "Não! Vou chutar o balde, porque pra mim não dá, estou me anulando por uma vida, por um relacionamento que não tem futuro!". E se posicionou no que realmente queria (casar e ter filhos), acabou se separando e está feliz em um novo relacionamento.

Saber posicionar-se é muito importante e, é preciso praticar isso para viver bem.

Minha filha tinha algumas amizades, na época de escola, quando estava com uns 15 anos, e um dia ela me contou que, para conviver com o grupo, precisava ser do jeito delas. Ela dizia: "Mãe, eu não gosto de tal coisa, mas eu tenho que fazer porque são as meninas…". E é fácil acabar se moldando para ser aceito no meio. Vemos muito isso em filmes de adolescentes. O lado bom é que a maturidade emocional traz a visão de quanto nos anulamos em prol do outro, esquecendo de quem somos, mas uma hora a gente acorda. Foi o que aconteceu com ela!

O meu filho mais novo, de 11 anos, já é diferente, porque tem uma identidade bem definida, apesar da pouca idade. Os meninos todos gostam de jogar bola, certo? Não. Ele diz: "Eu odeio bola!". Até em aniversário de amigos muito próximos, ele fala assim: "Mãe, vai ter aniversário do fulano, mas estou pulando fora porque vai ter gol, mandou ir com roupa de futebol. Eu não vou. Já falei". E eu: "Mas é seu amigo, vai!". Ele é categórico: "O fulano sabe que eu não gosto de bola, eu não vou". Não muda de opinião para agradar a ninguém.

Tenho observado, nos últimos anos, uma geração de pessoas mais jovens (casadas, solteiras, separadas, recomeçando a vida ou adiando casamento e filhos) que procuram pensar mais em si mesmas. São donas de uma nova visão sobre sua própria evolução e crescimento individual, bem mais confiantes e independentes. Não admitem ser dominadas, não se colocam em uma posição secundária ou de submissão. Até porque tiveram o exemplo dos seus pais e avós e aprenderam como *não* fazer.

Muito desse cenário se deve às crenças, que são mecanismos que dificultam sua visão e impedem seu crescimento. Autenticidade, perdão, autoperdão, autocríticas constantes sobre você mesmo também são questões que veremos mais adiante.

E a autoestima, como fica?

Os pesquisadores Jack Zenger e Joseph Folkman, em um artigo publicado na *Harvard Business Review*,[5] defendem que as mulheres conquistam mais autoestima que os homens à medida que os anos avançam, mesmo que percorramos essa jornada com alguma desvantagem. A pesquisa, realizada com 8.655 pessoas, sendo 44% de homens, revela que as mulheres têm menos autoestima e autoconfiança do que os homens até chegar aos 40 anos. A partir daí, a autoestima se equipara em ambos os sexos, mas as mulheres chegam ao auge aos 60, conseguindo superar os níveis de confiança relatados pelos homens dessa idade.

Tal constatação confirma o que já sabemos e sentimos, só de observar nossa própria trajetória de desafios e conquistas, autossuperação e resiliência. Aprendemos a contornar os problemas, geralmente tirando resultados dos erros, ajustando e seguindo em frente. É próprio da mulher encarar essa corrida de obstáculos como algo natural do gênero. Fazemos, resolvemos e olhamos para o futuro.

---

5 JERICÓ, P. Autoestima é uma questão de idade para as mulheres. **El País**, 4 fev. 2020. Disponível em: https://brasil.elpais.com/sociedade/2020-02-05/autoestima-e-uma-questao-de-idade-para-as-mulheres.html. Acesso em: 27 abr. 2024.

Posicionar-se com gentileza é algo que precisa ser adotado. Todas as verdades podem ser ditas, mantendo o respeito ao outro e a você mesmo.

PARE AGORA
@CARINAPREVIATO

Portanto, recomendo que não se distraia e fortaleça essa certeza de que tudo vai dar certo. É só acreditar que tem saída e que podemos reverter o que precisa de ajuste.

Consertando humanos

Não preciso ser médica nem fisioterapeuta para consertar seres humanos. Cada um de nós pode trazer esse sonho para a consciência, sentindo o que quer realmente e perceber qual é seu propósito de vida. E veja que não precisa ser algo gigantesco, impossível. Um propósito pode se mostrar de tantas maneiras! Como ser uma ótima mãe e um excelente pai, ou ter isso como base e dar outros saltos e tornar possível um sonho antigo. É importante fazer esse movimento de evolução, de crescimento, 1% melhor a cada dia! Ser 1% melhor que ontem, que anteontem. Ir dormir e sentir que aprendeu pelo menos uma coisa nova e ensinou algo que sabia para alguém. Isso sim é plenitude! E não precisa tanto esforço para isso acontecer.

Tenho outra mentorada, a Marta, que está comigo no Conselho da Mulher, na Associação Comercial de Umuarama, Paraná, da qual sou presidente desde 2013. Percebi que seu comportamento mudava de acordo com o meio em que estava. Comigo, ela tinha uma maneira de se expressar. Quando eu ia à loja dela, percebia outra forma de se relacionar com os funcionários. Um belo dia, estávamos em uma das reuniões da associação e começamos a falar sobre comportamento, e ela me falou assim: "Carina, pra mim, você é um exemplo de sucesso, é uma inspiração".

Interessante, porque tenho uma amiga que sempre que me vê, me diz: "Minha inspiração chegou!". E um dia questionei: "Mas por que você acha que eu sou sua inspiração?". E ela me surpreendeu: "Antes de conhecê-la mais de perto, já acompanhava sua história, tanto que escutava as pessoas comentarem sobre você, por ser uma pessoa conhecida na cidade, mas tanto pela internet ou pelas pessoas próximas, gostava do que você falava sobre a Carina empresária, que quebrou, e da Carina que ressurgiu depois de tudo isso".

E naquele bate-papo com a Marta, ela começou a chorar, porque o exemplo serviu muito para ela. Eu contei sobre a minha história de vida. Eu não era a Carina, a "patroa" de hoje, mas uma Carina que era quase militar, porque sou fruto de uma criação com esse viés mais agressivo e muitas crenças que poluíam minha visão. Minha mãe, quando pedia algo, era: "Vai fazer! Não fez ainda!?". Era no berro mesmo (hoje ela se emociona ao se lembrar disso e pede desculpas). Eu era assim também, como empresária, e dizia aos funcionários: "Mas eu não acredito, pelo amor de Deus, não fez ainda? Mas que demora!". Eu era assim até com cliente que pedia desconto: "Eu não vou dar desconto pra ninguém. Quer comprar, compra, não quer, não compra. Entendeu?". Eu era assim. Mas vendia muito, minha loja era enorme, com faturamento bem alto. Era um estouro, uma sensação!

Quando dava uma entrevista, conversava com uma amiga ou com um fornecedor, eu era outra Carina, mais doce e gentil. A que mandava nos bastidores era uma Carina igualzinha à minha mãe.

Percebi que essa minha mentorada era da mesma maneira. E fui conversando, aproveitando as brechas que ela dava. Quando ela repetiu que eu era sua inspiração, comentei: "Mas não me orgulho da Carina que eu era. Porque a Carina antiga era de uma maneira na frente das pessoas e de outra nos bastidores. Não me orgulho dessa Carina, porque não ganhei nada sendo assim. Pelo contrário, perdi tudo. Hoje, sou quem eu sou porque vivo a minha essência. Hoje, se eu gosto de uma coisa, o pessoal vê na minha cara que gosto. Se não gosto, eles sabem. Não gosto e pronto, acabou. Meus funcionários falam para mim: 'Essa Carina hoje não está legal'. Eles sabem, porque olham para mim e percebem, me conhecem, pela forma de me portar, pela forma de me vestir, eles sabem se estou animada, e têm abertura para me dizer".

Marta se emocionou e disse: "Nossa, eu me vi em você agora!". E aproveitei para alertar: "Você tem tempo de mudar. Não precisa passar pelo que eu passei".

Trago muito isso nos cursos. Falo sempre: "Vocês não precisam passar pelo que eu passei", me referindo às questões de relacionamento, da vida empreendedora, dos desafios pessoais. E falo o mesmo aqui: Você tem a chance de acordar agora, de mudar agora. Mas você precisa se reconectar de novo, tirar esses vícios, sabe?

A Marta de hoje é outra pessoa. Inclusive, mudou em diversos aspectos: antes, sentia vergonha de falar em público, mas frequentou cursos de liderança e foi crescendo na sua comunicação com os outros. No *coach* individual, vivemos um processo bem rico e ela transformou sua vida empreendedora porque se permitiu ouvir as pessoas que estavam ao seu redor, aproveitar as experiências dos outros, se enxergar e reformular. É isso que faz a pessoa mudar: enxergar-se realmente.

Também tive uma líder no meu time que era bastante autoritária, com uma comunicação toda equivocada. Comecei a observá-la e pensei: "Mas espera lá, comigo e com o André ela se comunica de uma maneira, porque nós somos os 'patrões', e com os outros ela se comunica de maneira diferente". Era visível que a equipe não abraçava a causa, não se comprometia, que os números não vinham, que as coisas não aconteciam. E, depois de analisar bem, descobri o que estava realmente acontecendo: as pessoas não gostavam dela. Estavam ali porque tinham que trabalhar, mas não porque gostavam. Assim é a liderança, ela faz vir à tona o que você realmente é.

Dentro da Associação Comercial de Umuarama, temos dois conselhos: o Conselho Jovem Empresário e o Conselho da Mulher Empresária. Como presidente do Conselho da Mulher, venho aprendendo muito com o público feminino e sou testemunha de muita autossuperação e coragem. Comecei como jovem empresária e fui crescendo e ampliando meus horizontes. Quando comecei, as pessoas falavam: "Carina, você está atuando diretamente com as mulheres da cidade, empresárias, por que você não começa algo para esse público?". Mas eu não me via como inspiração. Aí vêm aquelas crenças, não é? Do tipo as travas: "Não sou boa o suficiente para isso. Acho que não dou conta!". Fui vencendo essas questões, trazendo as travas para o consciente e tratando uma a uma, e hoje, quando lanço um curso, elas vêm animadas para aprender. Até formei três palestrantes, que estão atuando e inspirando outras pessoas a se transformarem!

Quando buscamos e refletimos a partir da história de vida da pessoa, podemos ver que ela manifesta o que aprendeu a ser, o que sabe, de acordo com a educação que recebeu, e tudo isso é replicado nos diferentes meios nos quais circula. Por isso, na minha ação como *master coach*, procuro facilitar essa mudança a partir do estado atual em direção ao estado desejado, revisitando essas crenças. Você pode estar muito bem hoje, ver-se forte, bem resolvido, uma pessoa incrível, mas sempre tem algum ponto a ser melhorado.

Você pode estar muito bem hoje, ver-se forte, bem resolvido, uma pessoa incrível, mas sempre tem algum ponto a ser melhorado.

PARE AGORA
@CARINAPREVIATO

Proponho uma repaginação anual, como costumo fazer na minha mentoria "Start", que acontece em meados de janeiro de cada ano. Sempre proponho algumas reflexões e pergunto: "O que você pôs em prática, do que projetou no ano passado? O que ficou de positivo e negativo? O que quer e espera neste ano que está começando?".

Já adianto uma dica preciosa: é preciso organização, fazer uma lista, documentar um plano de ação. Por exemplo: "Este ano, eu planejo lançar meu livro, iniciar o curso tal e tal, estudar inglês duas vezes por semana, aprender a cozinhar, pesquisar sobre novos negócios para viabilizar um empreendimento, fazer atividade física duas vezes por semana".

O que você espera deste ano e dos próximos cinco ou dez anos? Como você quer estar lá nesse futuro? Em que ponto você pode ser melhor do que é hoje? Qual conhecimento você não tem e quer adquirir? Comece hoje para colher frutos amanhã! Todo plantio inicia na preparação da terra, na colocação de uma boa semente e na manutenção e cuidados (rega, sol, adubo).

É importante trazer para a consciência e ver a imagem final do que você deseja. Definindo o que se quer, colocando os sonhos no papel e detalhando o passo 1, o passo 2, o passo 3, até a concretização. Dividir algo em partes facilita a visualização das etapas que você terá que cumprir para alcançar seu objetivo e fica muito mais fácil cumpri-las.

É preciso gerar ação. Você precisa se mover no sentido do que quer, pensar em como alcançar seu objetivo, quebrar em partes e ir caminhando, 1% a cada dia, na direção do seu sonho, que está sendo construído tijolinho por tijolinho. Vamos abordar melhor essas ferramentas no Método SINTA, mais adiante.

Conheço inúmeros casos de pessoas que se permitiram essa metamorfose e se lançaram nesse salto de mudança, percebendo que é possível, movendo-se 1% a cada dia. Agora buscaremos a conscientização dos porquês dessas travas que podem impedir esses saltos de evolução. Vamos lá!

3.
Desfazendo os nós

> Conhecereis a verdade
> e a verdade vos libertará.
> **(João 8,32)**

A o longo dos anos, carregamos crenças e fardos que nos foram impostos e nos impedem de avançar. Muitas vezes, são desafios que nos incomodam profundamente, mas não sabemos como nos desprender deles, porque nossos medos e traumas nos travam ao ponto de não conseguirmos ver qual é nossa missão ou propósito de vida.

Dentro desse emaranhado de crenças, que todos vivenciamos de alguma maneira, existem questões individuais, familiares e sociais que fazem com que nos sintamos menores do que realmente somos.

Durante minha história pessoal, passei por isso também, por não ver a luz no final do túnel, achar que aquela confusão não terminaria nunca, que jamais prosperaria. Eu era essa mulher enfiada no problema, sem esperança de viver, sem ver uma saída para escapar desse poço sem fundo onde eu mesma havia me colocado.

Represento essa mulher e entendo seu desespero quando você vive alguma situação de abandono, abuso, discriminação, infelicidade. Esse abuso pode ter ocorrido ontem – com seu pai ou "companheiro" exigindo obediência – ou lá na sua infância, quando decidiram que você era alguém que não conseguia fazer nada direito!

Felizmente, tenho mentorados que curaram sua história de vida ao ponto de acharem que aquilo que estavam vivendo não era o suficiente e mereciam muito mais. Libertaram-se de relacionamentos abusivos e de narcisistas doentios e decidiram ser felizes. Outros ajustaram a rota da sua vida e estão tratando as feridas por meio do autoconhecimento, terapias, *coach* e tantas ferramentas que estão disponíveis.

Como disse antes, essa cura começa com a consciência da sua dor e com a percepção do ponto em que você está agora. Entendendo como as coisas estão e como elas começaram, fica mais fácil fazer o curativo e seguir para o futuro. Isso é o que faremos no decorrer das próximas páginas.

Crenças, fardos, travas e amarras

Seus conflitos estão ligados a uma causa original, que está enraizada em crenças antigas. É importante que você saiba que crença[6] é toda programação mental (positiva ou negativa) adquirida como aprendizado durante a vida e que determina comportamentos, atitudes, resultados, conquistas e qualidade de vida. Se, na sua infância, você foi programado para ter sucesso, então provavelmente será um campeão. Caso não tenha sido validado nas suas ideias, poderá ter mais dificuldade e enfrentar episódios de insucesso, por acreditar

---

6 VIEIRA, P. Reprogramação de crenças. **YouTube**, 12 nov. 2015. Disponível em: www.youtube.com/watch?v=K9lDv6ywFXM. Acesso em: 21 maio 2024.

que não consegue ser melhor do que é. Mas, calma, porque as crenças podem ser reprogramadas e ressignificadas! Vamos chegar lá!

Veja, é importante lembrar que não é culpa sua, dos seus pais ou das pessoas que educaram você. Todos fizeram o que podiam, dentro das possibilidades, dos recursos e do entendimento que cada um tinha.

Paulo Vieira[7] foi o precursor, no Brasil, da visão sobre inteligência emocional e crenças que hoje está disseminada entre as pessoas. No meu convívio e aprendizado com esse grande *master coach*, nos inúmeros cursos e capacitações que fiz na Febracis (e fora também), pude aprofundar meu autoconhecimento, utilizando essas ferramentas poderosas.

O conhecimento sobre as crenças permitiu que eu mergulhasse em águas profundas, dentro de mim mesma. Não foi fácil descobrir que tinha tanto a resolver. Eram fantasmas que me assombravam desde sempre e eu não tinha ideia de que permitia que eles conduzissem meu caminhar.

Quando me olhei no espelho mais de perto, me assustei com o que vi. Não era a figura que imaginava. Tratava-se de uma estranha, que repetia os modelos que havia recebido desde pequena. Reproduzia comportamentos de meus pais e de outras pessoas de maneira inconsciente. Era um barco sem rumo, sem saber para onde ir.

Remexendo nas minhas crenças, pude me entender melhor e percebi que precisava fazer uma grande limpeza interna. Eram múltiplas camadas que precisavam ser descascadas até chegar na

---

7 FEBRACIS. **Quem é Paulo Vieira?** Disponível em: https://febracis.com/sobre-paulo-vieira/. Acesso em: 24 jul.2024.

minha essência (o que faço até hoje, porque esse processo não tem fim). Também tive que fazer uma limpeza externa, nas "amizades" que não agregavam nada para a nova Carina, que começava a ser ela mesma.

Vamos conhecer melhor o que são esses bloqueios que todos temos e que precisam ser resolvidos para que possamos ser felizes. Com isso, daremos alguns passos no processo de conscientização sobre você mesmo:

As **crenças**[8] são construídas a partir de tudo que você via, ouvia, vivenciava e recebia em forma de carinho quando era criança. Podem ser agrupadas em três categorias: de **identidade** (que determinam quem você é), de **capacidade** (que se refletem no que é capaz de fazer) e de **merecimento** (que delimitam o que pode vir a ter). As crenças podem ser positivas (fortalecedoras) ou negativas (limitantes), mas ambas ajudarão você a se conhecer melhor. Uma dica: ouça com atenção o que as pessoas comentam sobre você (especialmente as amizades verdadeiras, que querem o seu bem).

Para melhor entendimento, vamos separar as crenças em hereditárias ou familiares, sociais e individuais. Basicamente, o trabalho será você observar seu comportamento, buscar suas crenças e trazê-las para o consciente para poder curá-las:

Crenças hereditárias ou familiares – São os valores com os quais você cresceu, aquilo que adquiriu dos pais, dos familiares ou de quem o educou. É algo que vem da sua infância, do

---

8 FEBRACIS. **Quais crenças preciso mudar para ter uma vida plena?** Fortaleza, 2023. Disponível em: https://febracis.com/quais-crencas-preciso-mudar-para-ter-uma-vida-plena/. Acesso em: 21 maio 2024.

A cura começa com a consciência da sua dor e com a percepção do ponto em que você está agora. Entendendo como as coisas estão e como elas começaram, fica mais fácil fazer o curativo e seguir para o futuro.

PARE AGORA
@CARINAPREVIATO

relacionamento familiar, de tudo que aprendeu, de todas as situações em que as pessoas o "podaram", rejeitaram suas ideias ou incentivaram suas iniciativas.

Pelas crenças, você aprende que algo é bom ou não é bom, com base nas reações que provoca na família, sempre que se manifesta de alguma maneira. Modelos de comportamento, valores (de certo ou errado) e traumas estão nessas crenças, representadas por algumas frases que podem nos perseguir a vida inteira: "Você não é bom o suficiente!", "Nunca termina nada que começa!", "Esse menino não tem futuro, mesmo!". Outros "carimbos" podem ser aplicados ao seu comportamento: "Você é um estabanado!", "Um preguiçoso desajeitado, isso que você é!" ou "Você é um gordo feio" (ou "magrelo", bonito, charmoso!).

O complicado é quando você aceita essas "verdades" e as repete a vida toda confirmando o rótulo que recebeu: "Sou mesmo um estabanado!" (mesmo que não seja). Observe essas falas sobre você mesmo!

Esses rótulos, ditos por pessoas que amamos, têm um impacto profundo e por vezes determinante. É importante ter consciência deles e perceber que nossa essência não se resume a alguns momentos nos quais nos equivocamos de alguma maneira, por imaturidade, inexperiência ou qualquer outra razão.

Percebo, hoje em dia, que existe uma geração de pais mais conscientes que têm rompido com usos e costumes, mudando a maneira como educam os filhos, sem aplicar determinadas regras e métodos que eram usados por seus avós e pais (como surras, punições severas, castigos, gritarias). Entenderam, enfim, que não adianta punir os filhos e que é mais eficiente abrir espaço para um diálogo constante, para que eles tragam as questões que precisam de mais atenção. Tenho visto como essas famílias ensinam responsabilidades aos pequenos para que participem das obrigações da casa, fazendo com que se sintam parte do núcleo ao qual pertencem. Vejo que essa é a melhor vacina contra todos os perigos que podem afetá-los (incluindo as drogas), junto com uma base familiar consistente, estruturada em bons princípios e condutas.

No livro *Alta performance familiar*,[9] editado pela Febracis, colaborei com um capítulo sobre a visão da minha vida, como mãe educadora, e sobre como eu replicava o modelo que recebi dos meus pais na educação da minha primeira filha. Vi que a estava moldando conforme havia aprendido, sem analisar se aquela era a melhor maneira de educar. No meu processo de autoconhecimento, as coisas foram ficando mais claras e me vi mais consciente para perceber onde estava errando e ajustar a rota. Coloquei, para mim mesma, o desafio de fazer parar em mim, na minha geração, esses usos e costumes que não levam ao aprimoramento e à evolução do ser.

Crenças sociais – São modelos de comportamento impostos pela sociedade, que você acaba aceitando e que interferem nos seus valores e condutas. Muitas vezes, não se trata de aquilo que a pessoa quer fazer ou acredita ser certo, mas, se alguém chega e impõe algo, isso acaba moldando seu jeito de ser. Algumas expressões ilustram essas crenças sociais: "Homem é bicho complicado!", "a geração

---

9 PREVIATO, C. Chega! É hora de quebrar o ciclo. *In*: BRAGA, S.; TÁVORA, V. V.; APOLINÁRIO, R. (org.). **Alta performance familiar**: é preciso amor e coragem para fazer o que é certo. Fortaleza: Mini Mega Leitor, 2022. p. 130.

atual é mais consciente que as anteriores!", "mulher de família não passa das dez horas da noite na rua" ou "mulheres poderosas fazem o que querem".

As carreiras de sucesso ou de fracasso também são estabelecidas nessas crenças sociais. Algumas "recomendações" são replicadas de maneira automática, sem respeitar a individualidade de cada ser: "Escolha uma profissão que dê dinheiro!", "ser poeta não é profissão!", "bom mesmo é ser médico ou advogado!". O importante, aqui, é que você sempre analise se a crença é adequada ou não para seu perfil e valores, pois talvez ela se oponha à sua própria essência e ao seu propósito de vida. Por exemplo, vamos imaginar que a crença social defenda que a melhor profissão é a de professor e você opte por abraçá-la, mesmo não tendo aptidão nem gosto pessoal por essa atividade. Veja, então, para você, não faz sentido ser professor. Siga sempre seu coração e individualidade!

A voz das crenças sociais pode influenciá-lo a mudar o rumo da sua vida, caso esteja mais suscetível, com a autoestima baixa ou mais frágil, o que pode levá-lo a aceitar como verdade aquilo que ouvir, sem parar e refletir a respeito.

A sociedade também pode disseminar crenças positivas, como "o certo é ser saudável", o que pode incentivá-lo a cuidar da alimentação e praticar atividade física. Mas atenção: sempre analise se determinada crença combina com você antes de adotá-la. Não vá começar uma atividade física mais intensa, como correr, por exemplo, só porque todos estão fazendo isso! Talvez seu estilo seja mais nadar, fazer ioga ou outro tipo de atividade! Sempre analise antes de trazer algo para sua vida (mas continue se desafiando de maneira saudável).

Crenças individuais – São aquelas que você incorpora como suas "verdades" e que conduzem sua vida a partir dali. As crenças individuais nascem de crenças familiares ou sociais, que você aceita de alguma maneira, adequando-as conforme seu entendimento, e fica replicando dia a dia. Um exemplo disso seria a máxima "Eu sou assim e acabou!". Essa frase carrega em si todas as crenças que você moldou e cristalizou no seu comportamento. É quando você nem permite uma autoanálise mais profunda, se vendo mais de perto (bem perto mesmo), para perceber onde começou essa ou aquela conduta. Pode ser que você repita essas verdades até para impor seu jeito de ser: "Sou bravo mesmo! Cuidado comigo!", "Não preciso de ninguém pra me ajudar! Eu me basto!", "Comigo é assim: pão--pão, queijo-queijo. Tudo às claras!", "Não levo desaforo pra casa! Resolvo tudo na cara!".

Essas crenças precisam ser analisadas todos os dias, para tentar entender de onde vieram e por que ainda persistem dentro de você. E essa autoanálise precisa ser um hábito diário, como escovar os dentes antes de dormir. Ou cada vez que você se irrita com algo. É importante se perguntar: "Por que fiquei bravo (ou frustrado, com medo, me sentindo menor ou pior)? O que aconteceu que desencadeou essa frustração ou raiva? Qual foi o gatilho?".

Imagine que você chegou a uma festa e algo o incomodou. Pergunte-se o que aconteceu naquele momento. Será que você achou que sua roupa não era adequada? Ou que o vestido de uma amiga era mais bonito que o seu? Que fulano ou fulana estava tão magro e você engordou uns quilinhos? "Como ele consegue manter?". E você fica ali se torturando sem saber o porquê. Mas é importante trazer o sentimento para o consciente e entender como lidar com aquela emoção. Pergunte-se: "O que posso fazer a respeito?".

Nossa essência não se resume a alguns momentos nos quais nos equivocamos de alguma maneira, por imaturidade, inexperiência ou qualquer outra razão.

PARE AGORA
@CARINAPREVIATO

Tenho uma conhecida que é mentora de mulheres. Ela tem muito conhecimento e prática, ajuda sempre muitas pessoas a encontrarem seu propósito e felicidade na vida. Mas é humana (como todos nós). Algumas vezes, ela ficava choramingando, reclamando das coisas, sem aplicar o que sabe. Em uma das vezes, eu propus: "Vamos olhar para a sua dor? Porque sua dor não está curada aí dentro, não!". Afinal, todos temos crenças individuais, que são as causas da dor, estão enraizadas lá atrás. É preciso olhar para elas e fazer o curativo.

Crenças das mulheres – Além das crenças adquiridas na infância, é comum perceber que caímos em muitas armadilhas, criadas por nós mesmas. São crenças individuais sobre relacionamentos em que se destacam a escolha de parceiros que não compartilham dos mesmos valores e a submissão em relação a eles.

Mulheres submissas acabam deixando o marido dirigir sua vida, definindo o que precisa fazer, como deve ser e agir. Elas costumam repetir: "Tenho que segui-lo (ou obedecê-lo)". Entregam a vida na mão do outro, dizendo que "ele sabe o que é bom pra gente". Costumo ouvir sobre várias situações que se repetem, como o marido dizer: "Amor, vou ali tomar cerveja com os amigos e já volto". Mas quando a mulher quer ir ao shopping ou passear com as amigas, ela ouve: "Não, você não vai não. Vai lá fazer o quê?". Esse é o perfil do "marido castrador", que domina a esposa e a impede de ter a própria individualidade, fazendo com que se sinta bloqueada e travada.

Ouço muito as mulheres dizerem algo assim: "Casei na igreja, tudo certinho, tivemos nossos filhos, fui a mãe perfeita, a melhor que podia. E agora estou percebendo que não tenho amigas. Eu trabalho, levo os filhos aqui e ali, faço milhões de tarefas em casa, lavo roupa o dia inteiro, resolvo o supermercado, a feira, faço tudo que todos precisam. Trabalho fora, mas tenho que chegar em casa e fazer o jantar, cuidar das coisas em vez de descansar, como meu marido faz. Minha vida não é só isso, quero viver mais para mim mesma".

A rotina das mulheres é exaustiva, trabalhando fora ou não. E chega um momento (especialmente na faixa dos 35 anos e acima) em que estão frustradas com o relacionamento e me dizem que os filhos já estão encaminhados e agora querem viver uma vida mais plena, desejam se cuidar mais, se curtir. Os homens não estão preparados para essa nova mulher.

Encontrando um ponto em comum entre essas mulheres todas, vejo que estão em busca da sua individualidade. Desejam que os maridos se moldem à nova realidade delas, querem que eles entendam seus desejos, suas vontades, compartilhem da visão de onde elas esperam chegar e as apoiem nessa fase. Vejo que muitas mulheres não querem romper com o casamento em si, mas com tudo que viveram até aqui e com a maneira como as coisas foram acontecendo. Elas desejam, em sua maioria, um ajuste de rota, não a separação. Os sonhos delas geralmente são familiares. Só que elas não recebem esse apoio.

Percebo também uma nova geração de mulheres, em torno dos seus 30 anos, que não está preocupada em ter estabilidade no relacionamento agora, ou com pressa para constituir uma família. Por quê? Porque está vivendo uma fase incrível (pessoal e/ou profissional), na qual pode se divertir com as amigas, não tem tantas obrigações, está correndo, andando de bicicleta, caminhando, se cuidando. Mulheres com uma mentalidade diferente que querem um companheiro que as apoie nos seus planos. Elas não querem alguém que limite seus sonhos!

Fardos – São vivências e histórias que você acaba carregando e que, muitas vezes, não são suas. Por exemplo, a separação dos pais, que geralmente os filhos acreditam que ocorreu por culpa deles. Este é um fardo que não pertence ao filho, mas que ele leva aonde for, até que se conscientize disso e entenda que essa questão tem a ver apenas com seus pais.

Travas – Representam a falta de ação. Todos os impedimentos são travas que uma pessoa enfrenta e que fazem com que não consiga ter uma ação. Por exemplo: violência doméstica, relacionamento narcisista, um parceiro que briga sempre e você se deixa dominar por ele ou ela, ficando sem forças para ter alguma ação que o proteja dessa situação. É uma trava de não conseguir agir para sair disso tudo.

O relacionamento narcisista infelizmente é muito comum e pode ser representado por um pai, uma mãe ou um cônjuge narcisista. São relações baseadas em períodos de brigas, ofensas, maus-tratos, mágoas, alternados com momentos de calmaria e amorosidade. O narcisista é manipulador e sabe o que dizer e fazer para manter sua "presa" sob seu controle, seja presenteando, elogiando, cuidando, levando para um passeio ou a um bom restaurante.

Trata-se de um relacionamento compensador. Na hora que a pessoa decide se afastar desse narcisista, ele tenta segurá-la no seu jogo, mostrando as inúmeras vantagens da relação, que existem mais pontos positivos que negativos, que o companheiro vai perder se decidir se afastar dele ou dela etc. A "vítima" do narcisista acaba perdendo a autoestima, tem seu ego abalado e acaba sendo maltratada, sentindo que perdeu a própria identidade.

É difícil explicar para amigos e parentes a real personalidade dessa pessoa porque ela sabe manipular a todos, explorando o ponto sensível de cada um. Provavelmente sua mãe vai dizer que ele é um bom homem e que você não deveria se separar dele. O narcisista geralmente é alguém muito sociável, amigo de todo mundo, cheio de "virtudes" e sedução. Pode ser até que você diga que ele é tão bom em alguns momentos, porque dá presentes, leva para passear, tem tantas qualidades! Nos bastidores, é só cobrança, humilhação e muitas vezes agressividade.

E, mais uma vez, fica claro que você está carregando uma bagagem que não é sua, é do seu parceiro. Ele precisa se resolver, cuidar desse desequilíbrio, não você. É importante que você perceba que não tem que carregar as bagagens dos outros. Cada um tem que se responsabilizar pelas suas próprias questões. Você pode até ajudar, dar apoio, mas é preciso uma distância saudável, um olhar de fora da situação, para realmente fazer a diferença.

Amarras – São crenças que estão relacionadas com a repetição de comportamentos e atitudes do pai e da mãe ou daqueles que educaram você. Enquanto reproduz esses modelos que recebeu na infância – sendo autoritária como sua mãe era, ou agressivo como seu pai, por exemplo –, você deixa de viver sua essência.

Caminhamos para a limpeza dessas crenças, porque isso atrapalha sua vida e felicidade.

Outros porquês

Além de crenças, fardos, travas e amarras, há outros fatores que impedem que você siga em frente, e é muito importante ter consciência deles.

Cada um tem que se responsabilizar pelas suas próprias questões. Você pode até ajudar, dar apoio, mas é preciso uma distância saudável, um olhar de fora da situação, para realmente fazer a diferença.

PARE AGORA
@CARINAPREVIATO

Descontrole emocional – É, ao mesmo tempo, uma dor que você pode estar sentindo e também a causa de sua infelicidade. Você sofre se não tem controle sobre suas emoções, mas esse descontrole também é a origem da confusão que está ocorrendo na sua vida, fazendo com que se perca em meio às coisas.

Falta de amor-próprio – Tudo começa e termina no amor. Não se amar faz com que você não consiga estabelecer seu propósito de vida. Com isso, terá dificuldade em saber o que quer e para onde deve ir, sem definir objetivos mais claros. Sem objetivos, você navega como um barco sem rumo e é levado para onde os ventos quiserem.

A falta de amor-próprio é um sintoma da falta de identidade. Se sou dominado por alguém ou se me deixo dominar, me sinto frustrado e perco o controle sobre minha vida. Se não sei direito quem eu sou, é natural tentar encontrar saídas para me entender melhor. A falta de amor-próprio é a origem desse emaranhado de emoções e situações em que acabamos entrando, por ainda não termos autoconhecimento.

Um dos pilares da identidade é você se conhecer, saber quem é. A partir daí, ninguém vai conseguir mudá-lo, pois só você tem esse poder. Alguém pode dizer assim: "Você é uma pessoa ruim!". Se você parar e analisar, pode chegar à conclusão de que não é, não. Então, o comentário não faz nenhum sentido, portanto pode seguir sua vida tranquilamente, sem gastar energia com isso. É importante ouvir, refletir e agir, separando o que faz algum sentido para você do que não faz.

Você só pode ser moldado pela sociedade (marido, esposa, pais ou outras pessoas que o rodeiam) se não tiver definido quem realmente é e qual é seu objetivo de vida. Se isso está claro, você está blindado, protegido. Mas como chegar neste ponto? Vamos percorrer as soluções a partir do próximo capítulo. Até aqui, trouxemos para sua consciência quais são os pontos que precisam de ajuste. Já adianto que é importante você ter clareza de que merece muito mais do que tem agora e poderá alcançá-lo. Tenho certeza disso!

Não se conhecer – Por que autoconhecimento é importante? Porque, como comentei antes, se você se conhece, ninguém consegue mudá-lo ou expô-lo a situações que não reflitam seus valores. Se aprende a olhar para si mesmo, você pode se curar de todas as dores e saber aonde pode chegar, pois já reconhece sua potencialidade infinita!

Tenho uma certeza dentro de mim: o Pai não privilegia um filho em detrimento de outro, Ele não escolhe favoritos. Então, todos temos potencial para brilhar! Você é muito querido, portanto, brilhe bastante!

Olhe para você

É importante que você olhe para trás, na sua trajetória de vida, e perceba quais foram as crenças fortalecedoras ou limitantes que fizeram parte da sua educação. O que você ouviu que ficou marcado na sua mente e no seu coração? Quais são as "verdades" que você carrega até hoje e que ainda interferem na sua vida?

Quero que olhe para seu passado e perceba: "Ah, isso aqui foi uma crença fortalecedora, quando meu pai falou que eu ia dar certo na vida!" ou "Isso aqui não, me colocou pra baixo. Ele falou que eu não ia poder fazer nada de bom nessa vida porque era fraco e não terminava o que começava!".

Você pode se lembrar do momento em que contou para a família qual seria sua profissão. Imagine se fosse escritor, por exemplo. O que uma família tradicional diria? Talvez: "Isso não dá dinheiro, não vai dar certo, parece coisa de gente que não tem o que fazer".

Meus irmãos vêm de uma geração em que meus pais falavam muito sobre fazer concurso federal, escolher uma profissão mais estável, para se aposentar bem. E atualmente percebemos o incrível impacto dos empreendedores na economia do país e do mundo! Poucos falam sobre aposentadoria ou carreira em uma única empresa. É mais comum ouvir sobre novos negócios que vão repercutir nas próximas gerações, empreendimentos que dependem de você e da sua criatividade e inovação, "unicórnios" e *startups* multimodernas. A individualidade, a autenticidade e as competências socioemocionais estão em alta!

Antigamente, essas escolhas eram bem mais difíceis que hoje, mas ainda vemos conflitos sempre que optamos por estradas menos reconhecidas pela sociedade.

Sugiro que você escreva as crenças que fazem parte da sua infância e as analise uma por uma. Olhe para sua dor, cada luto que afetou suas emoções ou qualquer dificuldade que fez parte do seu crescimento. Será um excelente exercício de autoconhecimento.

Sabe, na imersão que fiz para dentro de mim mesma, percebi como foi importante chegar a este conhecimento, que pode alterar a jornada de alguém, como aconteceu comigo. Por isso, resolvi fazer disso meu propósito de vida, por perceber seu poder de transformação.

Nem sempre é fácil ouvir sobre o problema do outro e ajudar. O que estou vendo nem sempre é o que o outro pode perceber. Mas tenho uma certeza: o conhecimento precisa ser distribuído para que todos possam se beneficiar do seu aprendizado e evoluir. O mesmo acontece com a gente, quando ajudamos alguém e compartilhamos experiências e a maneira como resolvemos esse ou aquele desafio.

Crescemos juntos se nos doamos para o próximo. É assim que visualizo nosso caminhar, rumo à solução de todos esses pontos que destacamos até aqui. Vamos continuar nossa transformação!

4.

Pode tudo

> Respondeu Jesus: "Tenham fé em Deus.
> Eu lhes asseguro que se alguém disser
> a este monte: 'Levante-se e atire-se
> no mar', e não duvidar em seu coração,
> mas crer que acontecerá o que diz,
> assim lhe será feito".
> **(Marcos 11,22-23)**

Onde você quer estar daqui a cinco ou dez anos? O que se vê fazendo? Como você está lá nesse futuro?

Interessante pensar que esse futuro é construído hoje, todos os dias, com cada pequeno passo que você dá AGORA. Este é o momento da virada, quando você dá um BASTA e se move em direção ao seu novo EU, a nova versão de você mesmo!

É hora de quebrar o ciclo e superar os medos e limitações que o impedem de crescer e desenvolver sua autoestima e confiança, descobrindo habilidades e adquirindo novos hábitos e conhecimentos, para que possa estabelecer e alcançar metas, com equilíbrio, em todas as áreas da vida. Acredite! É possível reverter tudo isso! E saiba que já estamos trabalhando nessa transformação!

Bom, até aqui, percorremos um caminho aparentemente de pedras. Reconhecemos suas dores, identificamos de onde elas surgiram e quais são suas principais causas. Vimos que tudo isso tem a ver com falta de autoconhecimento, de não ter consciência de quem você é, de qual é sua verdadeira essência.

Essa dificuldade de conhecer a si mesmo faz com que você não consiga enxergar a luz no fim do túnel, nem mesmo ver claramente as crenças que foram programadas em você e que o dominam ao ponto de não se reconhecer no espelho, deixar-se anular, se perder. É comum não saber mais o que gosta, o que não gosta, o que quer fazer e SER. Esse processo inicia quando você começa a deixar algumas coisas de lado, para de se cuidar, de se amar. Tente lembrar quando isso aconteceu e recordar de cada vez que deixou de se posicionar, de dizer o que queria, de agir conforme seu coração. Quando tudo isso vem à consciência, fica mais fácil entender e ajustar.

Você pode me dizer: "Carina, já entendi que tenho muito que resolver, mas o que preciso fazer para escapar de tanto problema, de tudo isso que não quero mais? Como saio deste buraco onde eu mesmo me coloquei?".

É importante entender que essa virada não é da noite para o dia. Não é mágica. Você levou décadas para chegar neste ponto em que está, então precisa aceitar que o tempo será proporcional à sua capacidade de rever os conceitos em que estão embasadas a sua vida e arrumar a casa. Depende somente de você e de seu comprometimento para MUDAR. O conhecimento está sendo compartilhado aqui e será uma ferramenta poderosa para essa transformação!

Soltar as amarras

Ouço as pessoas dizerem que chega uma hora que a vida se resume a acordar cedo, correr com os filhos para lá e para cá, cuidar do marido, da esposa e do lar, trabalhar, pagar boleto, resolver problemas o dia todo, fazer o jantar, tomar banho e dormir. No outro dia, será tudo igual. Não, a vida não é só isso!

O primeiro passo em direção à solução de todas as dores e questões que levantamos até aqui é resgatar sua **identidade** e trabalhar o **autoconhecimento**, é saber quem você é, aonde quer chegar e qual é seu propósito de vida. Tendo essa imagem bem definida, fica mais fácil fazer um plano de ação e caminhar para a felicidade.

Percebo que, muitas vezes, essa pessoa que está vivendo uma profunda crise até sabe o que quer, mas não coloca seus desejos em primeiro lugar. Então, priorize-se!

Quem não tem amor-próprio tem dificuldade de sentir amor por outras pessoas e não consegue se reconectar com Deus, essa energia que tudo permeia! Fica dentro das dores, preso nas próprias questões individuais e não sai do casulo para ajudar o outro que está ao seu lado, necessitando de apoio também. Quem se ama, ama muito mais!

Amor-próprio é importante até para que você esteja seguro de si mesmo e possa ajudar sua família e a todos que estão ao seu redor. É uma questão de inteligência e empatia: primeiro precisamos colocar o cinto de segurança em nós mesmos, e só então nos que estão próximos a nós. Quando você se conhece e prioriza seus sonhos, passa para o banco do motorista e consegue conduzir as coisas da melhor maneira possível, porque tem segurança e sabe o que quer.

Lembre-se: amor-próprio não é egoísmo. É importante que você se ame para poder agir e conquistar seus sonhos. Portanto, ame a pessoa mais importante da sua vida! Invista atenção às suas virtudes, a tudo de bom que sabe fazer, lembre-se das suas conquistas e do que já conseguiu transformar. Quanta coisa você resolveu, quanto aprendeu até chegar ao dia de hoje! Veja! Não é pouco! Valorize-se em cada pequena vitória! Toda essa mudança que quero provocar em você começa com essa energia que está aí dentro desse coração e precisa ser acionada para mover as turbinas e gerar o movimento que precisamos!

Existem muitas ferramentas que você pode usar para se reconectar consigo mesmo, das quais vamos tratar mais adiante. Saiba, porém, que o passo inicial é treinar algo simples: colocar atenção em si mesmo, olhar-se com a intenção de ajudar, de entender-se melhor, de relembrar quais são suas características mais interessantes, seus pontos fortes e o que lhe dá muito prazer. Tente se lembrar qual foi a última vez que você se divertiu muito, sentiu alegria, e reviva isso com intensidade! Observe do que você gostou mais, o que estava afinado com seu coração e repita esse programa assim que puder.

Autoperdão

Quando você olha para si mesmo, pode ser que identifique alguns pontos de que não gosta, dores que ainda o incomodam. Perdoar a si mesmo e aos outros costuma libertar-nos do passado e fazer com que olhemos para frente, que é o que interessa. O que já foi não pode ser mudado, mas precisa ser entendido. Olhando para frente você pode mudar o futuro, e o agente de construção desse futuro é você. Não é ninguém mais, só você mesmo!

Seu maior trabalho será a reconexão com Deus, com essa energia maior, e o autoperdão pelo tempo em que perdeu esse vínculo precioso, pelo período em que esteve morto, em depressão, em que não validou seus filhos, em que não participou ativamente da vida da família, do marido, da esposa e tudo mais. É preciso perdoar-se pelo tempo que parece ter sido desperdiçado – foi o tempo de que você precisava para renascer e voltar a se amar e se reconhecer como alguém especial, filho de um ser superior, um Pai, que a todos cuida, SEMPRE!

Sem esse autoperdão, não será possível caminhar pela vida e alcançar a paz e a felicidade. É muito importante entender que fazemos sempre o melhor que podemos, dentro do que conseguimos enxergar naquele momento. Se você olhar para trás, vai ver que em muitos momentos foi imaturo ou realmente não tinha todas as informações e o conhecimento necessários para fazer diferente. Você fez o que podia dentro do que sabia. O mesmo vale para as outras pessoas: perdoá-las (mesmo que não estejam mais aqui) trará alívio para sua alma e o libertará de suas angústias.

Assim que se perdoar por não poder ter sido algo além de você mesmo, ficará mais fácil perdoar os outros. Isso é muito, muito importante para que você possa se libertar desse peso que consome sua energia e o impede de caminhar.

É importante mudar?

É essencial perceber que a vida é baseada em movimento constante. O segredo é sair da zona de conforto e agir para mudar o estado atual. Fazendo as mesmas coisas, da mesma maneira todos os dias, você não vai mudar.

Muitas pessoas precisam do sofrimento para entenderem a importância de mudar. Na transformação impulsionada pela dor, algumas passam por problemas de saúde, perdem alguém querido – como um filho, um pai, uma mãe, ficam viúvos – ou sofrem alguma outra intercorrência. Veem, então, que a vida é um sopro e pode acabar a qualquer momento! Outras passam pela traição e só então começam a olhar para si mesmas, percebendo aonde chegaram ao se anular, deixando de se cuidar, esquecendo de ter uma vida.

Tem uma frase que ouço muito: "Você volta para Deus pelo amor ou pela dor". O mesmo vale para a nossa jornada. É triste que seja necessário acontecer uma desgraça para a pessoa se ligar e se perguntar: "O que estou fazendo da minha vida?".

A pessoa tende a sofrer um grande impacto emocional antes de dar uma guinada na sua existência. Nesse momento, ela chega a uma encruzilhada, na qual precisará optar por um lado ou por outro. Mas que lado escolher? Geralmente, vai escolher o autoconhecimento, o perdão, se conectar com ela mesma e ver aonde quer chegar. Este é um caminho sem volta. É um instante em que tem que tomar a decisão de continuar sua jornada, mas em outras bases, fazendo ajustes. É uma fase em que precisará de muita ajuda e é importante que ela se mova no sentido de buscar esse apoio, com todas as suas forças.

No meu caso, não tive forças, só a ignorância de achar que ninguém sabia nada e que, se eu fosse buscar essa ajuda, a pessoa iria falar, falar, falar, e o que mudaria na minha vida em dois ou três dias? Hoje vejo que era orgulho e dificuldade de entender que tinha um problema a ser resolvido, mas não possuía as ferramentas para corrigir a rota.

Precisei de alguém que acreditasse em mim e falasse: "Não, você vai, sim. Se você absorver 1% já valerá a pena! Você vai!". E fui. Cheguei lá e recebi uma enxurrada de conhecimento, uma provocação para mudar. E saí me perguntando: "Caramba, o que estou fazendo da minha vida?". Fui "obrigada" (até pela situação que vivia, sem ter outras opções) a dar um passo para sair da minha zona de conforto, deixar de reclamar, do problema, daquele marasmo. Não aguentava me ouvir pensando e dizendo as mesmas coisas, justificando tudo.

Costumo dizer, nos cursos que ministro: "Se você está aqui, se deu esse passo, não quer sair do mesmo jeito que entrou, certo? Chegou de uma maneira, mas pretende sair igual? Acredito que não! Então, deixe seu 'pré-conceito' de fora. Esqueça aquela ideia de 'Ah, eu vou lá, nem sei o que aquela mulher vai falar, não sei nem o que vou absorver!'. Caramba, se você está aqui, aproveite esta oportunidade! A porta está aberta, não está trancada, pode ir embora, se quiser! Mas se escolher ficar, absorva o que é para você. Permita-se! Permita-se viver, permita-se amar, permita-se se abrir, se desdobrar, sair um pouco da posição de vítima e se lembrar de se empoderar da sua vida, como o rei ou a rainha do seu destino!".

Como disse antes, o mais importante é trazer para si a autor-responsabilidade, o autoconhecimento e a conscientização do que está passando. Muitos terceirizam a culpa dizendo que o marido, a esposa, os filhos, o pai, a mãe ou alguém a colocou nessa situação! Culpa a tudo e a todos.

Meu papel é alertar sobre essa realidade, mostrar o círculo vicioso em que você está, deixar tudo bem claro; então partimos para as soluções e a aplicação do método, para revertermos o que precisa mudar. Faremos isso juntos! Nem que seja preciso pegar na sua mão para tirá-lo dessa situação. E perceba que está vivendo esse desafio porque você se permitiu ouvir tudo de ruim e se afundar, se permitiu ficar quieto e não se posicionar.

Percebo que os homens são mais independentes e decididos. Querem ir pescar e vão, sem tanto conflito nem considerações.

Permita-se! Permita-se viver, permita-se amar, permita-se se abrir, se desdobrar, sair um pouco da posição de vítima e se lembrar de se empoderar da sua vida.

PARE AGORA
@CARINAPREVIATO

São mais posicionados com relação ao que querem. Temos muito que aprender com eles.

Um dia desses, uma amiga estava reclamando do marido (que não tomava iniciativa para resolver questões da casa) e ficou se comparando com as colegas, que fazem as coisas acontecerem. Aí eu perguntei: "Peraí, mas você quer se separar dele porque ele é um péssimo marido, um pai terrível, costuma ser violento com você, é grosso, não resolve as coisas, isso e aquilo outro? Ou porque vocês não se comunicam? Muitas vezes, é um motivo para você parar e falar que isso a incomoda demais. Conversar sobre aquilo que a aflige, sobre o que você quer para sua vida, seus sonhos e desejos. É bom lembrar que este homem já era assim antes de vocês se casarem. Não tem surpresa aí! Mas você estava apaixonada e não viu! Você diz 'Meu marido não sai do lugar', mas é o mesmo marido! Por que agora, só agora, não está bom?".

É importante que essa mulher entenda que ela tem que se conhecer, saber o que quer, aonde pretende chegar, qual é o objetivo da vida dela para que consiga aceitar suas escolhas, mudar o que precisa ser mudado.

Quando ministro a mentoria *Start* – que acontece sempre no início de cada ano, trabalho justamente nesse ponto da organização das ideias. De maneira mais didática e menos emocional, focamos no planejamento de vida e dos sonhos, no curto prazo, no que vai acontecer naquele ano. Definimos um plano de ação para cada dois meses, pelo menos. E, nesse momento, costumo perguntar: "O que você vai fazer de diferente? Qual é o *upgrade* que vai dar na sua vida? Como vai renová-la?".

Para os mentorados que participaram no ano anterior, costumo perguntar sobre o progresso das proposições feitas, qual é a porcentagem dos objetivos que foram colocados em prática, o que deu certo, o que não deu certo, o que vai replicar este ano, o que vai fazer diferente, já que não deu certo, e por que não conseguiram acionar todas as ideias.

É importante criarmos o hábito de analisar o que aconteceu e corrigir a rota, sempre. Assim, vamos trabalhando com objetividade e foco, o que diminui a ansiedade e aumenta a chance de realização.

Essa solução está baseada no trabalho com a razão e a emoção, para que haja equilíbrio. Não podemos focar somente na emoção ou só na razão. É preciso olhar cada situação e refletir: "O que preciso fazer de novo, de diferente, já que esse percurso não está dando certo?". Essa conscientização é essencial e pode encurtar o caminho para sua felicidade.

Se você não está satisfeito com o rumo das coisas, é preciso mudar algo. E também se questionar: "Por que vou deixar meu marido ou minha esposa comandarem minha vida? Por que não priorizo minhas coisas?". Se mora com o pai e a mãe, por que vai deixar que comandem sua vida? É preciso ser obediente, respeitar a hierarquia, mas sem abrir mão da individualidade.

Conversei com uma moça de 22 anos, que estava fazendo uma faculdade que não queria, por obediência ao pai. Ele desejava que ela cursasse Direito, para dar continuidade aos negócios da família. O pai tentava envolvê-la nessa ideia, mostrando como sua vida teria êxito se ela fosse advogada como ele e como esse caminho seria vantajoso, já que ela herdaria todos os seus clientes e teria o escritório montado. Se você observar pelos olhos do pai e da mãe, seria mesmo uma excelente opção. Mas ela me confessou: "Vivo o sonho e o desejo do meu pai, a expectativa dele". Eu questionei: "Mas o que você deseja ser? Qual é o seu sonho? Onde você pretende estar daqui a cinco ou dez anos? Quando já estiver formada, como quer estar? Já se visualizou? O que você quer com tudo isso?". E ela desabafou: "Poxa vida, me vejo formada, cuidando dos cachorrinhos, dos animaizinhos, como veterinária". Então sugeri: "Viva a emoção dessa imagem. Agora saia da emoção e pense: 'Como vou comunicar isso para meu pai? Como vou contar sobre meus sonhos e desejos?'".

A moça criou coragem e conversou com o pai, que foi categórico: "Ok, você quer ser veterinária? Então, vai trabalhar. Com seu dinheiro você vai pagar seus estudos!".

Depois, ela se questionou: "Carina, será que eu fiz certo? Agora meu pai está triste comigo, desapontado, e disse que não vai pagar minha faculdade. E eu esperava fazer uma faculdade particular, na minha cidade. Como vou me manter, trabalhar, cursando uma graduação em tempo integral?". Fui direta: "Você pode fazer a vontade dele e viver infeliz o resto da sua vida, ou buscar seus sonhos. E como você vai buscar seus sonhos? Vai empreender, se esforçar? Porque, nesse caso, seu pai vai ver seu empenho também e respeitar sua decisão. Quando eu quis fazer faculdade, minha família não podia pagar por ela. E olha que é uma graduação mais barata que veterinária! Lembro que queria ser fisioterapeuta e era um curso muito caro na faculdade da minha cidade, não tinha condição – nem minha, de trabalhar e bancar, nem da minha família. O que fazer então? Decidi entrar em outra faculdade antes e depois tentar fisioterapia, que era período integral. Meu sonho era consertar as pessoas e achava lindo vê-las saindo normalmente do hospital, depois de entrarem lesionadas. Pensava: 'Nossa, olha! Vou fazer a pessoa voltar a andar e ficar forte, ter mobilidade!'. Então dizia: 'É pra mim, sim, eu vou conseguir!'. Era aquela coisa de adolescente, meu jeito de ver como seria o futuro. Não podia culpar meu pai e minha mãe porque eles não podiam me dar isso. Não! Então fui ser babá enquanto me preparava para os exames. Depois, trabalhei como secretária, em meio período, para pagar a faculdade".

Ninguém vai fazer por nós! Essa mudança que você deseja vai nascer de você e de mais ninguém! A solução dos conflitos está mesmo em trazer à consciência o que precisa ser resolvido e buscar a solução mais adequada. Agora depende de você, que está lendo essas linhas. Pode ser que não tenha os recursos – financeiros ou emocionais –, mas você sabe o que precisa ser feito! Dentro de você está a resposta, então é dedicar sua atenção e buscar as saídas.

Se você sabe que para sair do estado atual tem que buscar a cura da sua depressão – que pode ser por uma terapia, um tratamento psicológico, uma mentoria –, procure por grupos de apoio na internet ou comece a assistir a vídeos motivacionais. Precisará sair da sua zona de conforto, começar a caminhar para estimular a endorfina do seu corpo, se obrigar a levantar do sofá e se movimentar, mudar de ambiente, ir a um parque. Precisa do seu esforço. É importante acordar e agir, não pensar muito no que pode dar errado e simplesmente fazer, sair, caminhar, conversar, buscar as saídas, um passo de decisão.

É interessante que, quando nos movemos e damos um simples passo, parece que uma nova estrada se abre diante dos nossos olhos e começamos a enxergar o que antes não víamos. Não é mágica, mas é assim que acontece!

A partir daqui você vai mergulhar em uma imersão consigo mesmo. Você está disposto? Se sim, vire a página. Se não, você volta lá atrás, ao início, e percorre novamente o caminho. Pode ser que você me diga: "Percebo que tenho muito medo de mudar! Porque se depende só de mim, vem aquilo que você falou da autorresponsabilidade. Então, se depende de mim, sou eu, não é? Não tenho como culpar marido, esposa, filhos, vizinhos, empregada, chefe chato, pai, mãe... Não, sou eu. Então, isso tudo tem que sair de mim. A faculdade tem que sair de mim, do meu esforço, as soluções precisam sair de mim!".

É essencial que você perceba que o que você está vivendo agora, se está onde está, foi por permissão sua. Ou até por omissão, por deixar que os outros a conduzissem de lá para cá. Você foi deixando esse barco navegar sem comandante. Foi preciso que você desse permissão para que as coisas chegassem aonde chegaram. Você permitiu que todos controlassem sua vida.

Pergunte-se: "Em que momento vou ser protagonista da minha história?".

Você pode dizer: "Meu marido/minha esposa precisa mudar, meu filho precisa mudar, minha mãe precisa mudar, todo mundo precisa mudar". Não! Tudo isso depende de você, da sua influência. A mudança que você tanto espera depende de você. Aquele *upgrade* no seu trabalho, aquela transformação na sua família, aquela mudança que você tanto espera no outro.

Sou um exemplo disso. Se eu queria que minha família mudasse, que meu marido mudasse a comunicação comigo, tive que mudar primeiro. Precisei me posicionar. Então, tudo é mudança, posicionamento, conscientização. Mesmo achando que tudo é culpa do outro. Porque se você conversar com uma pessoa e ela contar todos os problemas da vida dela, vai ser sempre o outro. É cômodo se colocar na posição de vítima e culpar a tudo e a todos sobre aquilo que você precisa fazer.

Evoluir é mudar sempre, um pouco a cada dia, mesmo! É fazer diferente amanhã o que você está fazendo hoje. É entender que há outros caminhos para seguir, para alcançar resultados diferentes do que está conseguindo agora.

Lembro de um curso que dei, em que uma participante, a Bianca, levantou e perguntou: "Se isso tudo que está falando é verdade, por que que a minha vida não muda?". E respondi: "Porque você está fazendo as mesmas coisas, querendo resultados diferentes. Mas vou dar uma fórmula para você. Se você seguir essas orientações, poderá alcançar um ótimo resultado na sua história de vida, em um prazo de trinta dias". Ela aceitou a provocação. Confesso que foi um desafio, porque não dependia só de mim. Mas a Bianca abraçou a mentoria individual e se abriu para a transformação, o que repercutiu na sua felicidade, que foi construída por ela mesma, com o suporte do conhecimento que compartilhei. Foi bonito vê-la refletindo sobre si mesma e se movendo para isso acontecer!

Reconexão com algo maior

A transformação que proponho começa com esse olhar sobre você. Este é o ponto principal. A partir da limpeza da sua casa interna, ressignificando crenças dentro de você e afastando ideias que a impedem de crescer, o processo de mudança será natural.

Após essa limpeza, que só você poderá fazer, chegaremos a passos importantes: a reconexão consigo mesmo, a busca da sua individualidade, a percepção da sua capacidade e a certeza do seu merecimento. Você vai olhar para o passado com doçura, porque terá entendido que sua história é valiosa (mesmo com altos e baixos).

O ponto sublime desse processo é que vai nascer em você uma reconexão com algo maior – que pode ser chamado de Deus, Pai, Força Maior ou o que for. Essa energia, que está em tudo (dentro e fora de você), banha a todos e envolve todas as pessoas, coisas, a natureza. É algo difícil de pesar e medir, mas você sente que é assim, mesmo que se diga ateu ou agnóstico e não esteja conectado com esses assuntos.

Gosto de pensar que, se sou filha do Pai, desse Rei de todas as coisas, na verdade sou uma nobre princesa, que carrega em si a centelha divina, esse ouro puro que é algo de inestimável valor, que faz parte desse Pai que está em tudo. Essa centelha pode ser acionada quando você quiser para conseguir resolver o que hoje nem imagina que seja possível! Essa reconexão é a base da felicidade de qualquer ser humano que se sinta parte deste todo e que perceba, de alguma maneira, que é único.

Há alguns anos, produzi um podcast chamado Pode Tudo,[10] no Spotify, que foi a maneira que encontrei de falar sobre essa importante reconexão que pode (e vai) nos trazer muitas respostas, talvez até a perguntas que você ainda não fez. Então você pode tudo. Tudo o quê? Tudo aquilo que é permissível para você, tudo aquilo que compete a você fazer. Lembre-se: Deus tem um propósito para todas as coisas (inclusive para você!).

É importante se voltar para Deus e se reconectar consigo mesmo, com sua essência, com o que de mais puro existe em você. Porque é um pouco isto: se conseguir se reconectar, você fará qualquer coisa. Terá força para sair da cama, conseguir mudar, pagar a faculdade de veterinária, resolver seu casamento, unir a família, terá força para realizar tudo que precisa e deseja.

---

10 PODE TUDO, por Carina Previato. **Spotify**, 2022. Disponível em: https://open.spotify.com/show/18cjdcGNiGI2qVA5kzNCJQ?si=6c69c6d3edca4bc9. Acesso em: 29 maio 2024.

Todo mundo tem uma história com Deus. E a minha história começou quando ainda era bem pequena. Ia à igreja aos domingos, com meu pai, minha mãe e meus três irmãos. Lembro de colocarmos a melhor roupa que tínhamos (os antigos chamavam de "roupa de domingo"), porque para Deus é sempre o melhor. Aprendi, na minha crença, que para Deus é sempre o melhor, o melhor de mim.

Minha mãe, que era muito submissa, não fazia nada sem a aprovação do meu pai, e isso parece ter influenciado as minhas crenças, como modelo de esposa (que depois ressignifiquei). Com quatro filhos de idades próximas, tudo era bem difícil. Com 8 anos, entrei no coral da igreja e me destaquei como a primeira voz, e nas missas cantava a música praticamente toda. Os outros entravam em determinados momentos, como a segunda voz (fazendo o falsete) ou a terceira voz (fazendo o grave).

Quando cheguei aos meus 15 anos, o canto acabou para mim, porque não me conectei com o coral adulto, então dei uma pausa de dois anos (após terminar a catequese e a crisma). Aos 16 anos, me senti como se tivesse sido expulsa da igreja. Estava com medo e frustrada, como se não fosse mais pra mim. Algo como "você já cresceu, agora tem que dar um novo passo". E me perguntava: "Eu vou para onde? Com pessoas que não conheço? Este não é meu ambiente!". Com 16 anos, me sentia velha para aquilo.

Comecei a cantar em um ministério de música de grupos de jovens, no qual uma outra moça (que era a primeira voz) queria me colocar como segunda voz. Senti-me diminuída, excluída, rejeitada. Não havia aprendido como fazer aquilo. Mas continuei ali, me colocando pequena, porque havia aprendido a ser fiel aos propósitos de Deus. E pensava: "Deus tem um propósito para isso!".

Evoluir é mudar sempre, um pouco a cada dia. É fazer diferente amanhã o que você está fazendo hoje. É entender que há outros caminhos para seguir, para alcançar resultados diferentes do que está conseguindo agora.

PARE AGORA
@CARINAPREVIATO

Quando tinha 17 anos, conheci meu esposo, que tocava guitarra nesse grupo de jovens. Assim começou nossa história.

Dessa fase da minha vida (dos 17 aos 24 anos), do namoro ao casamento, participava ativamente dos eventos da igreja. Aos 26 anos, engravidei da minha primeira filha e me distanciei um pouco. Tornei-me empresária. Quando abri falência e vivi uma profunda crise, estava totalmente desconectada do divino e entrei em depressão; estava debilitada, sem conseguir pensar em nada, só nos problemas. Não via uma solução, nem saída. Só a dor.

Nos relatos de pessoas que deixam mensagens antes de tirarem a própria vida, a razão geralmente é uma dor insuportável. Vivendo esse sofrimento profundo, também tentei me matar porque só conseguia ver dor, não enxergava luz. Não bastava ter um marido, uma filha, uma família, era só a dor.

Foi algo muito triste na minha vida e nem a minha família ficou sabendo, de início. Porque, nessa fase, eu estava muito quieta, não era de falar muito. A depressão é silenciosa. Por isso, temos que cuidar das pessoas que amamos, estar sempre perto. Quando se percebem alterações de comportamento – o isolamento, a irritabilidade, pequenas atitudes diferentes, gestos e olhares tristes ou disfarçando sentimentos, é importante conversar e ajudar.

Sempre fui feliz e animada e escondia muito bem a tristeza. Quando fui convidada para participar de um acampamento, neguei a princípio, porque queria fugir daquilo tudo, não desejava olhar para mim, muito menos para Deus, porque sentia vergonha. Mas sabia que precisava. Sabia que precisava. Estava me sentindo como o filho pródigo que perdeu tudo e retornou para casa maltrapilho e desesperançoso. Também sentia que havia perdido tudo e me perguntava o que ia fazer da minha vida. Então, dentro de mim,

Deus falou assim: "Não, vem cá, que eu estou aqui pra você!". E foi quando decidi ir ao acampamento e me reconectei com Deus. Precisou de um empurrão? Precisou. Um casal de amigos chegou para mim e disse: "Vem cá, vamos pro acampamento. Você vai, sim!".

Minha reconexão com Deus aconteceu em cinco dias de muito choro, quando visualizei toda a minha história, tudo que construí, com as pessoas que havia ajudado. Lembrava das muitas vezes em que as pessoas me diziam assim: "Nossa, acho lindo ouvir você cantar o salmo, sua voz inspira, encanta". Voltei a me reconectar com tudo isso, a me ligar de novo a Deus.

Quando perdemos essa conexão, é importante tentar encontrar maneiras de buscá-la novamente, porque sem Deus não somos nada, não fazemos nada. Tudo que nos cerca só existe por conta Dele. Pelo sim Dele. Estamos no mundo por isso. Só que muitas vezes temos a imagem de um Deus que está sentado em uma cadeira, lá no céu, olhando para tudo que vai acontecer. E quando morrermos, vamos prestar contas a Ele e seremos julgados pelo que fizemos e deixamos de fazer. Algumas pessoas têm essa visão de Deus. E Deus não é assim. Deus não é assim.

Deus não é juiz nem é punitivo. Ele é Pai. A gente já se julga o suficiente, não precisa que haja alguém para nos julgar. Ele é um Deus acolhedor. Quando você entende que Deus é aquele que acolhe, que nos traz para perto, então fica mais fácil se reconectar com Ele. E o movimento é este: você se reconecta com Ele e Ele com você, e quando isso acontece você se conecta com todos e consegue amar.

Para mim, as religiões, essas divisões, são títulos e não representam o que realmente existe. Para mim, Deus é um som. Naquele evento, teve oração, música, e cantei junto, com emoção, me ligando a esse som primordial, o primeiro, que deu origem a tudo.

Pode tudo **105**

Coloquei uma música que me toca muito para me reconectar com Ele. E depois fiz uma tatuagem – *Todavia me alegrarei* – para marcar essa mudança na minha existência, essa passagem da escuridão para a vida.

Tudo precisa trazer Deus porque sem a nossa conexão com Ele, não somos quem precisamos ser. Quando deixei Deus em uma caixinha, Ele não era o protagonista da minha vida, mas um espectador. Quando me perguntava "O que eu fiz da minha vida?", Deus não me julgou, nem me criticou, simplesmente me amou, permitiu que eu fosse aonde precisava ir, olhando para mim e dizendo: "Vem, minha filha, vem. Estou aqui e sempre estive aqui". Senti seu abraço como um pai que acolhe.

Existe uma música que me faz sentir novamente essa emoção: "Sinto fluir".[11] Sem nos conectarmos, não chegamos a lugar algum. Essa conexão pode ser fora de nós, pela religião, quando vamos a uma igreja ou a um templo, mas pode ser dentro – eu comigo mesma, me conectando com esse Deus interno. Porque se dentro de mim existe uma centelha divina, eu sou esse templo, um lugar que guarda algo sagrado. Sou parte de Deus.

Você sofre no momento em que não está nem aí para sua vida, está perdido, desconectado dessa pepita de ouro que existe dentro de você. Quando se lembra que tem uma parte divina dentro e se reconecta, é como se ganhasse um GPS, que reprograma sua rota a cada metro, alinhando o divino dentro e fora, ligando com essa energia mais pura que nos envolve, como a água do mar envolve os

---

11 MARKES, M. Sinto fluir - Marcelo Markes + Casa Worship (Julliany Souza). **YouTube**, 20 ago. 2019. Disponível em: https://youtu.be/bwUJsH6bVEI. Acesso em: 15 jun. 2024.

peixes e permite que vivam plenamente. Com essa reconexão, você vai crescendo nesse caminho e não se deixa levar. Sabe do que gosta e do que não gosta, percebe melhor as boas e as más companhias, limpando da sua vida o que o afasta desse sagrado.

Caminhamos, a partir do próximo capítulo, para o Método SINTA, no qual compartilho todo o conhecimento e as ferramentas que aprendi e apliquei na minha vida, nessa estrada rumo à felicidade. Vamos lá!

5.

Método SINTA

Passo 1: Sabedoria nas palavras e atitudes

> É com sabedoria que se constrói a casa,
> pela prudência ela se consolida.
> **(Provérbios 24,3)**

O método SINTA nasceu de um sentimento, uma sensação que tive quando criei o evento "Conexão Permita-se". Queria trazer justamente algo que observava nas pessoas que passavam pelos meus cursos e imersões. Percebi que elas traziam uma grande dificuldade de *sentir* elas mesmas, de se ouvir, de saber o que queriam e aonde desejavam chegar. O método, portanto, percorre os passos para que você caminhe no sentido de se aprimorar para construir sua jornada de felicidade, que é possível para TODOS. Esteja certo disso!

A partir daqui, vou compartilhar a minha caixa de ferramentas para que você possa aplicar e promover essa mudança tão necessária. Tenho certeza de que você vai se dar conta de como é importante se tornar uma pessoa sábia, com inteligência emocional, para ser notável em suas manifestações, tolerante com as coisas que acontecem na vida – o que inclui a paciência diante das diferenças entre as pessoas e frente aos desafios –, alguém que se aceita como é e melhora a cada dia, fazendo brilhar suas qualidades e potencialidades, mostrando que não há limites para seus sonhos, porque para Deus tudo é possível.

No passo 1 do Método SINTA vamos tratar da sabedoria, que é fundamental para toda pessoa que deseja a plenitude em todas as áreas da vida.

O que é sabedoria

Sabedoria[12] vem do latim *sapere*, que significa "saber" e "sentir". É interessante que, na sua essência, a palavra também traz a ideia de "sentir o gosto", portanto, desfrutar do sabor das coisas da vida. Aqui focaremos na qualidade daquele que sabe, que é o "sábio".

Este é um pilar muito importante para sua existência, fundamental para saber como lidar com as situações e ir resolvendo as questões, praticando a sabedoria nas relações pessoais e profissionais, em cada palavra, pensamento e ação, e a todo momento.

No entanto, é mais do que cuidar do que penso, falo e expresso, pois também é saber OUVIR. Vejo-a como uma junção de muitos aspectos, inclusive o divino – uma sabedoria sublime – que pode estar presente em cada movimento seu.

Essa sabedoria divina pode ser inspirada por algo maior ou já fazer parte de um conhecimento natural ou adquirido por você, mas é preciso que aflore no sentido de compreender os diferentes pontos de vista. Sabe quando acontece uma situação-limite, em que tudo está quase explodindo em uma crise? O sábio se empenha na AÇÃO e chega para pacificar, ouvir os argumentos, acalmar os ânimos, colocar-se na posição de buscar soluções e mostrar que é aquele que pode conduzir

---

12 Sabedoria. *In*: Dicionário etimológico. 2008-2024. Disponível em: www.dicionarioetimologico.com.br/sabedoria/. Acesso em: 6 jul. 2024.

todos para a estabilidade. O sábio traz para si, afinal, a responsabilidade de reparar o que precisa ser ajustado e equilibrar o meio.

Pilares da sabedoria

Vejo que a sabedoria se encontra dentro e fora de nós e está ligada a uma conexão com você mesmo e com o divino.

Conexão com você mesmo – Conheço muitas pessoas que perderam esse elo com sua própria essência, estão desconectadas de quem realmente são, do que querem, dos seus sonhos e desejos, de onde querem chegar. Essas pessoas perderam o sabor das coisas e não veem mais beleza em um pássaro que canta, no brilho verde das folhas de uma árvore, no esplendor do sol que nasce e se põe todas as tardes, aquecendo nossos dias, sem julgar ninguém e apenas cumprindo sua função.

Quando alguém se desconecta de si mesmo, está conectado a nada, vaga sem rumo, se sentindo perdido, sem objetivo nem propósito. É como se estivesse desligado da tomada, não tem energia, nem vida, seu brilho está apagado, fosco, inerte.

Ao se reconectar com a vida, você começa a se dar bem com o marido, com a esposa, com os filhos, com os relacionamentos pessoais e profissionais, pois retoma o equilíbrio em todas as esferas.

Conexão com o divino – Falamos sobre a importância da reconexão com Deus, que é basicamente aplicar seus valores (aquilo em que acredita) no seu cotidiano, seguindo os mandamentos da lei divina, aplicando-a sempre com sabedoria (especialmente nos momentos mais desafiadores).

A ideia da pessoa sábia está muito presente na Bíblia, que a descreve como aquela que vive de acordo com os princípios de Deus, reconhecendo sua soberania e buscando sua orientação em todas as decisões. O virtuoso fala com sabedoria e bondade, edificando o lar, o casamento, a família, os filhos, usando todo o seu poder de transformação no meio em que vive. Tem consciência de que suas palavras podem construir ou destruir, por isso escolhe com cuidado o que vai dizer, expressa a verdade com amor e discute ideias, evitando comentar sobre a vida dos outros. Suas palavras são construtivas e repletas de harmonia, pois é um pacificador. Se comete algum erro, assim que o identifica, pede perdão e ajusta a própria rota.

Essa pessoa não será necessariamente um modelo de perfeição, mas será o melhor que puder ser e terá sabedoria para lidar com as dificuldades que aparecerão. Certamente ela se empenhará para isso. Só de colocar a atenção neste ponto estará anos-luz à frente dos outros, porque harmonizará o caminho por onde passa – especialmente o do seu casamento, em vez de desistir dele nas primeiras dificuldades. E vai persistir e tentar uma e outra vez até que consiga trazer a paz para seu lar, se tornando uma fonte de inspiração para os que a conhecem. O sábio sempre trabalha com disposição e faz com que todos cresçam à sua volta. Administra o tempo, priorizando o que é importante, dando para cada área da vida seu peso real – vida pessoal, trabalho, família.

O sábio é justo e compreensivo com as pessoas, pois sabe que "a sabedoria, porém, que vem de cima, é primeiramente pura, depois pacífica, condescendente, conciliadora, cheia de misericórdia e de bons frutos, sem parcialidade, nem fingimento".[13] Também sabe

---

13 João 13.

Quando você entende que Deus é aquele que acolhe, que nos traz para perto, então fica mais fácil se reconectar com Ele.

PARE AGORA
@CARINAPREVIATO

que amar o outro como a si mesmo, dar a outra face, perdoar infinitamente são algumas diretrizes para praticar o bem em qualquer situação. No final, poderíamos resumir tudo isso na Lei do Amor, que é o amor por você mesmo (amor-próprio e autocuidado) e por todos ao seu redor.

"O temor do Senhor é o princípio da Sabedoria, e o conhecimento do Santo é a inteligência."[14] Devemos buscá-la constantemente a fim de alcançar êxito em tudo. Porque sempre seremos testados em nossa fé e perseverança, mas podemos pedir a Deus, com sinceridade de coração, para que nos guie em tudo que for realizado. Mesmo quando você achar que não vai dar conta, que é demais pra você, lembre-se de que cada dia reserva os seus momentos e sugiro que cuide de um passo de cada vez, para que sua caminhada fique mais leve.

Se você se ama e ama o outro, ama o marido, a esposa e os filhos, acaba amando os que aparecerem na sua estrada, porque todo mundo é seu irmão, no final das contas. Mesmo que alguns sejam mais iluminados e outros, menos. Até o vizinho ranzinza e aquele funcionário corrupto do seu trabalho são seus irmãos. Então, é lá que você vai treinar seus valores, sua paciência, o que acredita ser o certo para viver. Exatamente como Jesus fazia, quando pregava entre os miseráveis, os bandidos, as prostitutas, os esfomeados, os leprosos, os perdidos.

Percebo que a hora que nos reconectamos com o divino (que está em mim e em você), conseguimos tudo que queremos. É assim que é. Porque Deus está dentro e está fora. Deus está manifestado em cada florzinha que você encontra pelo caminho.

---

14 Provérbios 9.

Então, a sabedoria precisa dessa reconexão. Se você não está conectado com o divino, vai perceber que alguma área da sua vida não está bem. É como se fosse um carro elétrico precisando de carga. Quando liga na tomada, recarrega rapidamente. E Ele é tão justo que, mesmo que você se conecte apenas por egoísmo ou interesse próprio, ainda assim vai funcionar, porque, de alguma maneira, vai beneficiar o outro (mesmo que nem tenha consciência disso). Até pelo egoísmo, sendo "bom" para ganhar algo com isso, também funciona.

"Ficai de sobreaviso, vigiai; porque não sabeis quando será o tempo."[15] Gosto do conceito de "vigiai" porque nos convida a estar atentos a tudo que acontece conosco. Precisamos mesmo nos observar continuamente, refletir sobre como nos manifestamos aqui e ali, por que somos como somos, o que podemos melhorar em nós. Vejo como a lapidação de uma pedra bruta e sem brilho que, de tanto aparar as arestas, vai ficando bonita, se tornando uma joia rara, especial, brilhante e valiosa.

Sabedoria aplicada

Aplicar a sabedoria não é tão simples, mas é possível. Até Cristo[16] se irritou com os comerciantes por macularem o templo com o câmbio das moedas e a venda de animais para sacrifício. Apesar de tudo, Ele soube usar a sabedoria para colocar seus valores e lidar com o que acontecia, pois estava convicto de que precisava limpar a casa do Pai, dentro e fora de cada um.

---

15 Marcos 13.

16 João 2.

O maior desafio da sabedoria está em lidar com as palavras e com as pessoas, mas não há curso que nos ensine a ser sábios. Ter sabedoria se aprende tentando e melhorando enquanto praticamos.

PARE AGORA
@CARINAPREVIATO

O maior desafio da sabedoria está em lidar com as palavras e com as pessoas, mas não há curso que nos ensine a ser sábios. Ter sabedoria se aprende tentando e melhorando enquanto praticamos. E os resultados são instantâneos, nas relações pessoais e profissionais, na família, com os funcionários e todos que fazem parte da nossa vida.

A sabedoria abrange vários pilares: a sabedoria de construir sua espiritualidade e a saúde da sua alma, de edificar sua família, de entender que é capaz de eternizar a vida e seus valores, passando-os para as próximas gerações. Também se relaciona com o equilíbrio financeiro pessoal e familiar, evitando dívidas desnecessárias, sendo econômico na gestão dos recursos, mas também sendo generoso com os outros, vivendo dentro de suas possibilidades e trabalhando para ampliá-las, com bom senso e ética.

Vejo que as pessoas estão com muito pouca paciência e talvez sabedoria seja a última coisa em que elas queiram pensar. Sei que muitas vezes é complicado, com tanta coisa acontecendo na sua vida, ainda ter que praticar sabedoria, mas é exatamente ela que vai virar o jogo.

Conheço muitos que não aceitam que precisam de apoio. Batem no peito e falam que são conscientes, que dão suporte a si mesmos, que sabem cuidar da própria vida, de que são independentes e autossuficientes. E como não ter sabedoria diante disso? A sabedoria também é para essa pessoa, independente de que esteja passando por debilidades no relacionamento, que precise de ajuda para dar o próximo passo por estar sofrendo agressões físicas, emocionais, enfim. Eu também sofri muito, porque achava que podia resolver tudo sozinha, mas aprendi que precisava ter humildade para buscar apoio de quem sabia mais que eu.

A sabedoria precisa de treino, e podemos aplicá-la em todos os momentos da vida, até ficarmos bons nisso. Sabe quando seu marido não enxerga o cesto de roupa suja, preferindo jogar tudo no chão? Ou quando sua esposa risca seu carro novo e nem percebe? É nessa hora que o sábio respira profundamente e exercita a educação. Talvez você diga algo como: "Amor, coloca ali no cesto, por favor" ou "Querida, parece que riscou o carro. Poderia levá-lo para a funilaria?". Veja, não é fazer pelo outro, mas ensinar com gentileza. Aí você tem que ir repetindo a informação, porque o outro não aprendeu, não sabe, não põe atenção, pois aquilo pode não ser importante para ele como é para você.

Percebo que o sábio tem que ter paciência para ensinar, pedindo as coisas, não achando que o marido ou a esposa sabem ler a sua mente ou que vão adivinhar o você precisa e quer.

Comunique-se. Diga o que você quer, explique o que não quer. Sabe, tem que ser mais literal, falar com todas as letras. Até no sexo. Mostre o que você gosta e o que não gosta, com cuidado e respeito. Desenhe, se for preciso, porque o outro pode não estar entendendo.

O mesmo vale para os combinados do dia a dia. Seu companheiro não vai imaginar que você quer comer pizza ou deseja jantar naquele restaurante oriental. Você tem que falar. Sugira: "Amor, o que você acha de jantarmos naquele restaurante novo que abriu esta semana?".

Sabedoria é também colocar atenção nas coisas e nas pessoas. Até por inteligência, porque, dessa maneira, todos sentirão que podem confiar em você. É estabelecer um pacto de harmonia no seu lar, no meio onde você vive, iluminando o caminho por onde você anda. A sabedoria necessita de foco, e então você educa as pessoas, educa a filha, educa o funcionário, educa o marido e a esposa.

Porque, se você é o poderoso, que sabe tanto, nada mais justo você compartilhar esse conhecimento com o outro.

E ser poderosa não é só caprichar nas unhas e na maquiagem, mas fazer acontecer, comandar esse navio com eficiência, acalmar os ânimos, cobrar com gentileza e colocar todos no caminho do bem.

O que os pais fazem (ou não fazem) modela como será sua família. Os filhos se espelham nos pais, desde a primeira respiração. Por isso, é preciso ter cuidado em tudo que faz e fala, porque as futuras gerações vão copiar o seu modelo. Então se você, ao contrário de ser uma mãe ou um pai estressado, que estoura e grita demais, busca ouvir com amor, corrige com respeito e lida com tudo pacientemente, terá filhos que também serão sábios para lidar com as situações. A melhor coisa é ouvir um elogio do filho, não é? Ou ouvir algo que você disse saindo da boca dele, o que mostra que ele prestou atenção naquela orientação que você deu.

Criar filhos com sabedoria inclui ser um exemplo de integridade e amor, e educá-los com justiça e compaixão. É importante ensinar "à criança o caminho que ela deve seguir; mesmo quando envelhecer, dele não há de se afastar",[17] evitando más companhias e influências negativas na sua formação e buscando comunidades que os edifiquem.

Quando colocamos atenção em algo, aquilo toma outra dimensão e ganha importância. É assim que podemos manter a harmonia familiar, profissional e nas relações pessoais. Então, é essencial colocar atenção em tudo que o rodeia e ir fazendo uma coisa por vez. Algo assim: "Hoje vou dar atenção para o meu marido, vou fazer

---

17 Provérbios 22.

aquele prato que ele gosta, vou ouvi-lo mais do que falar", "No sábado, vou dedicar o dia para minha esposa, com um passeio especial, que ela queria fazer!", "Agora vou dar atenção aos meus filhos, sentarei ali com eles, para ouvi-los, perguntar sobre as novidades, ver se está tudo bem e se posso ajudar em algo".

Quanto aos amigos, você pode ligar para aqueles que sentir que precisam mais da sua atenção, combinar um café, sentar para conversar. Uma boa ideia seria dedicar alguns minutos para aquela colega de trabalho que anda triste, chamar para almoçar, perguntar sobre as coisas da vida. Sabe, percebi que quando chamamos as pessoas pelo nome, é como se uma janela se abrisse e o sol entrasse. Uma vez ouvi que, quando escutamos nosso nome, todas as células do corpo vibram. Talvez seja assim mesmo.

A base da sabedoria, na prática, está em pensar antes de tomar qualquer decisão. Parece tão simples, mas nem todos lembram disso. É parar um pouco e pensar. Deliberar e percorrer os prós e contras, refletir se deve ou não fazer ou falar tal coisa e só então acionar o que acredita ser o mais correto. Essa pausa (mesmo que leve alguns segundos apenas) pode salvá-lo de um constrangimento ou de provocar uma crise onde estiver. Respirar profundamente e pensar antes de agir pode economizar muita dor de cabeça!

Nós sempre sabemos, lá no fundo, quando somos grossos com alguém, quando não soubemos lidar com alguma situação, se falamos o que não devíamos ou nem paramos para ouvir o que o outro tinha para dizer. Sempre sabemos. Então, como mudar isso? Se sei que sou estourado, por exemplo, se não relevo as coisas, não tenho paciência para tal comportamento do meu marido, da minha esposa ou dos meus filhos, como vou mudar isso? Justamente nessas situações é que você pode escolher fazer diferente, respirar fundo e

A base da sabedoria, na prática, está em pensar antes de tomar qualquer decisão. Parece tão simples, mas nem todos lembram disso. É parar um pouco e pensar.

PARE AGORA
@CARINAPREVIATO

agir com cuidado e paciência. É um treino diário. Em vez de querer estar sempre certo, ouça mais e se acalme, pense e seja respeitoso.

É fundamental exercitar o "vigiai", colocando atenção em tudo, especialmente nos conflitos, em que você precisa tomar decisões mais assertivas. Porque é aí que as pessoas percebem que nos transformamos. É nesses momentos que alguém diz: "Nossa, a Carina não reagiria assim antigamente!". E você mostra que tudo mudou. Não é fácil, não, mas é possível, e é preciso treinar para que você possa pacificar seu caminho, espalhando seu brilho por onde passar.

Empresário sábio – Aquele que é gestor ou gestora de equipes, responsável por demandas complexas, que envolvem muitos funcionários, terceirizados, clientes e fornecedores, sabe que cada um tem um jeito e valores bem diferentes. O desafio é manter a unidade e a harmonia em grupos que precisam caminhar no mesmo sentido, independentemente de suas individualidades.

No meu caso, sou gestora de mais de cem funcionários, junto com meu marido. Os desafios se avolumam, apesar de conseguirmos orquestrar bem esse conjunto de pessoas preciosas e parceiras. Mas todos os dias temos alguma questão pontual para administrar (ou dezenas delas), porque sabemos que somos diferentes e temos entendimentos distintos sobre as coisas.

Percebo que o segredo é nunca esquecer nossa humanidade e estabelecer sempre o profissionalismo entre todos. Saber separar um feedback negativo (sobre alguma falha no atendimento, por exemplo) da hora de tomar uma cerveja com a equipe. Ensinar a separar as coisas é fundamental e cria um ambiente saudável e alegre, além de profissional e eficiente.

Dentro da sabedoria existe a prática da gentileza, para acolher a maneira como o outro resolve as questões que aparecem,

aprendendo, compartilhando conhecimento, respeitando as opiniões e percepções que chegam, alertando sobre pontos de vulnerabilidade e destacando as fortalezas de cada um.

Se você sentir falta de sabedoria, peça-a a Deus e a receberá, mas
faça a sua parte SEMPRE, aplicando tudo que sabe no seu cotidiano, se capacitando, plantando sementes de paz em cada centímetro
do seu caminho! Vamos seguir em frente, rumo ao segundo passo
do Método SINTA!

6.

Método SINTA

Passo 2: Inteligência emocional

> E a paz de Deus, que excede toda
> a inteligência, haverá de guardar
> vossos corações e vossos
> pensamentos, em Cristo Jesus.
> **(Filipenses 4,7)**

O segundo passo do Método SINTA trata da inteligência emocional, aspecto que nos desafia a tratar de reconhecer nossos verdadeiros sentimentos, avaliar como lidar com eles de maneira adequada e saber nos expressar diante das adversidades.

Novamente, voltamos à importância do autoconhecimento para que possamos percorrer este passo com tranquilidade. Você precisa, portanto, se conhecer e saber aonde quer chegar para poder ter inteligência emocional e aplicá-la nas relações pessoais. Com isso, você vai conseguir monitorar e cuidar das suas emoções e saber administrá-las com equilíbrio.

Quer saber se você tem inteligência emocional? Proponho uma reflexão. Sabe quando alguém diz algo que o ofende, mas você acaba não reagindo porque percebe que aquilo não é para você? Só observa e pensa: "Este comentário não faz sentido! Não sou o que essa pessoa disse!". Isso é ter inteligência emocional. Parar, refletir e julgar se aquilo acrescenta algo ou não e sair tranquilamente da situação. Mesmo que alguém fale algo de que discorda, você não fica magoado nem ressentido e talvez somente conclua: "Ela deve estar projetando algo dela em mim, pois isso não tem a ver comigo!".

Vamos aprofundar um pouco mais neste conceito, para que você possa usá-lo com eficiência na sua vida.

O que é inteligência emocional

A inteligência emocional faz parte do seu dia a dia e está presente em todas as esferas de relacionamento, afetando você como mulher/homem, mãe/pai e funcionário(a) ou empresário(a).

O termo inteligência emocional[18] ganhou força com o psicólogo e escritor Daniel Goleman e se refere à capacidade de entender, reconhecer, administrar e usar eficientemente as emoções, tanto em si mesmo quanto nos relacionamentos interpessoais.

Goleman argumenta que a inteligência emocional é até mais importante que a inteligência intelectual (QI) para o sucesso pessoal e profissional. Um levantamento da Page Personnel,[19] consultoria global de recrutamento, mostrou que nove em cada dez profissionais são contratados pelo perfil técnico e demitidos pelo aspecto comportamental, o que mostra como é fundamental trabalhá-la profundamente.

---

18 GOLEMAN, D. **Inteligência emocional**: a teoria revolucionária que redefine o que é ser inteligente. Rio de Janeiro: Objetiva, 1996.

19 NOVE em cada dez profissionais são contratados pelo perfil técnico e demitidos pelo comportamental. **G1**, 18 set. 2018. Disponível em: https://g1.globo.com/economia/concursos-e-emprego/noticia/2018/09/18/9-em-cada-10-profissionais-sao-contratados-pelo-perfil-tecnico-e-demitidos-pelo-comportamental.ghtml. Acesso em: 9 jul. 2024.

Sem essas competências socioemocionais, é difícil se relacionar com qualquer ser humano e não se consegue ter bons relacionamentos na família (com marido, esposa, filhos e parentes), no trabalho (com chefes, colegas e funcionários), em outros núcleos sociais (igreja, escola, academia etc.) e com amigos.

O desenvolvimento da inteligência emocional traz muitas vantagens, como saber administrar relações e diminuir conflitos, ter capacidade de tomar decisões de maneira mais assertiva, expressar mais comprometimento com os objetivos, maior autorresponsabilidade, autoconfiança e autoestima, além de promover a saúde mental.

Pilares da inteligência emocional

Goleman identificou cinco pilares principais da inteligência emocional.[20] É muito importante que você dedique atenção a eles, para que possa se desenvolver emocionalmente:

- **Autoconsciência** – Capacidade de reconhecer e compreender suas próprias emoções e prever reações.
- **Autorregulação** – Habilidade de controlar as emoções e lidar com o estresse de maneira construtiva.
- **Automotivação** – Capacidade de se motivar e perseguir objetivos com paixão.
- **Empatia** – Habilidade de se colocar no lugar do outro, de entender e se conectar emocionalmente com seus sentimentos e perspectivas.

---

20 Adaptado de SOARES, V. Daniel Goleman: Quem é o gênio da inteligência emocional? **Na Prática**, 30 nov. 2023. Disponível em: www.napratica.org.br/daniel-goleman/. Acesso em: 10 jul. 2024.

- **Habilidades sociais** – Capacidade de se relacionar de maneira eficiente com as outras pessoas, construir relacionamentos sólidos e comunicar-se de maneira clara.

Inteligência emocional aplicada

A prática da inteligência emocional envolve um trabalho amplo, que deve acontecer no seu dia a dia. É importante perceber que os cinco pilares funcionam conectados uns aos outros e precisam caminhar juntos, em cada movimento seu. Veja, se não houver empatia pela situação do outro ou se faltar controle das suas emoções, não será possível se relacionar harmoniosamente. O mesmo vale para as habilidades sociais, que precisam fazer parte da sua rotina. Então, são vários pontos que precisam da sua atenção.

Meu marido costuma me dizer: "Antigamente você tinha uma paciência, hoje tem outra, é diferente". Não é bem assim que acontece. É que hoje tenho inteligência emocional para ver todos os lados de cada situação. Quando alguém fala algo ou acontece um problema, procuro dar uma parada e pensar: "Hum… deixa eu ver… talvez essa pessoa tenha razão!" e tento ponderar. Mas até chegar nesse nível, muito aprendizado teve que acontecer. Então, percebo que a inteligência emocional amadurece com o tempo. Infelizmente, não vejo muitos jovens de 20 ou 25 anos expressarem inteligência emocional na sua conduta, pois falta esse amadurecimento.

Ser eficiente nas relações interpessoais é algo bem mais complexo do que se imagina. Muitos têm buscado desenvolvimento emocional lendo livros, artigos e até fazendo terapia, o que é excelente. Mas a inteligência emocional consiste em colocar esse conhecimento em prática (não basta saber, é preciso SER). É sair das situações de risco, daquilo que não o agrada, sem ficar ressentido e muito menos se expor a um atrito desnecessário, insultando as pessoas, confrontando opiniões.

É fácil reconhecer se alguém tem habilidades socioemocionais e sabe usá-las. A pessoa sem inteligência emocional geralmente maltrata os outros, dá bronca na frente de todos, tem ataques de raiva, estoura com facilidade, grita em restaurantes e expõe os funcionários (como um garçom que trouxe o prato errado, por exemplo), enfim, não sabe lidar com as situações.

O **controle emocional (autogestão/autorregulação)** é um pilar muito importante da inteligência emocional, assim como a **automotivação** (se MOTIVAR para a AÇÃO), a capacidade de se mover e fazer a diferença para sair do lugar. Uma vez ouvi que a palavra *entusiasmo*[21] (que tem muito a ver com automotivação) significa literalmente "ter Deus dentro de si", o que me lembra que só um grande líder sabe inspirar, e o faz a todo momento. A **empatia** transparece naquele que conhece a si mesmo (**autoconhecimento**) e, por isso, reconhece as próprias virtudes para explorá-las nos relacionamentos com os outros. O empático considera os valores do outro (mesmo as ideias distintas) para poder aprender e crescer a cada momento, pois sabe que nossa evolução depende desse aprimoramento contínuo. Ao praticar esses aspectos, também aperfeiçoa suas **habilidades sociais**, o que traz harmonia para as relações interpessoais.

Na prática, essa pessoa emocionalmente inteligente presta atenção no outro, porque sua opinião é importante, mesmo que

---

21 Entusiasmo. *In*: Dicionário etimológico. 2008-2024. Disponível em: www.dicionarioetimologico.com.br/entusiasmo/. Acesso em: 10 jul. 2024.

inicialmente não esteja de acordo com ela. Se tiver que corrigir alguém, vai fazê-lo em uma sala separada, com uma reunião rápida e de maneira respeitosa, sinalizando o que precisa ser ajustado, dizendo algo como: "Tal conduta não seguiu as orientações e precisamos melhorar este ponto. Como podemos aprimorar isso? O que você sugere?". Tudo isso sem expor o colaborador, se colocando com gentileza e cuidado, corrigindo sem ofender nem magoar. O mesmo vale para a hora de dar algum feedback, que deve ocorrer de maneira profissional, se expressando com tranquilidade, apresentando os pontos que precisam ser aperfeiçoados e elogiando o que foi bom.

Percebo que poucas pessoas realmente demonstram inteligência emocional no cotidiano, apesar de muitas saberem a teoria. Então, como desenvolvê-la? Como trabalhar as habilidades socioemocionais?

Para desenvolver tais habilidades, é preciso buscar conhecimento e, em especial, o *auto*conhecimento, saber quais são seus pontos fortes e fracos, onde estão suas virtudes e apostar nelas. Há algo que só você sabe fazer e do seu jeito, o que costuma ser o caminho mais curto para praticar inteligência emocional.

Tenho algumas **dicas importantes**, que costumo compartilhar nos meus treinamentos e mentorias. Sugiro que reflita sobre elas observando sua própria conduta:

- A pessoa que sabe usar a inteligência emocional aprendeu a ouvir mais do que falar. Essa é uma virtude que está em falta hoje em dia. Vejo que a maioria tem dificuldade de se comunicar e parece falar apenas para ouvir a própria voz. Realmente, OUVIR o outro é uma dádiva e algo bem raro. Se você praticar o ouvir, com certeza vai se diferenciar entre as pessoas.

Para desenvolver habilidades socioemocionais, é preciso buscar conhecimento e, em especial, o *auto*conhecimento, saber quais são seus pontos fortes e fracos, onde estão suas virtudes e apostar nelas.

PARE AGORA
@CARINAPREVIATO

- Inteligência emocional não é inteligência artificial. São praticamente opostas, pois o emocionalmente inteligente não é frio e apenas racional, que repete conceitos, regras e soluções automatizadas. As máquinas parecem não entender bem o que perguntamos e ficam repetindo e repetindo respostas prontas, de maneira impessoal (como nos aplicativos de banco ou naqueles *chats* de atendimento on-line). É preciso ter empatia pelos outros, considerar as opiniões que divergem das suas, sempre com respeito e atenção e com uma postura mais acolhedora e verdadeira (o que também está em falta hoje em dia).

- Quando conseguimos gerenciar nossas emoções e neutralizar as reações, ganhamos a confiança do outro. Então podemos orientá-lo, mostrando pacientemente a melhor maneira de fazer as coisas e aprender com o conhecimento que o outro tem. Parece perda de tempo, mas não, é uma grande economia de energia.

- Ter inteligência emocional é saber separar as emoções daquilo que aconteceu, em alguma ocorrência vivida. É neutralizar o olhar, sem julgamentos apressados, pesar os prós e contras, analisar os elementos que estão ali dispostos, para tomar uma decisão depois de percorrer bem cada assunto, até para não ser injusto com alguém.

A mulher e o homem que têm inteligência emocional se relacionam melhor com o cônjuge porque entendem que o mundo masculino e o feminino têm suas peculiaridades – os modos de raciocinar, de fazer as coisas, de organizar são distintos. E tudo bem ser diferente. Acho até que fica mais divertido assim, misturando o jeito feminino com o masculino! Aprendemos muito com o olhar mais lógico e direto dos "meninos"!

Mudei o relacionamento com as pessoas e com minha mãe depois que comecei a aplicar tudo isso na minha vida. Por quê? Porque antes não tinha paciência alguma e quando acontecia qualquer dificuldade, ficava com ciúme e surtava. Hoje, graças a Deus (e ao meu esforço contínuo), tenho a habilidade de parar, perceber o contexto e ficar mais tranquila diante dos desafios. Posso até virar para meu marido e dar aquele olhar "em casa, a gente conversa", mas ali mesmo respiro fundo e gerencio a questão. Depois, nos sentamos para aparar as arestas e consertar o que for preciso.

Inteligência nos negócios

No ambiente corporativo, as relações interpessoais também precisam ser trabalhadas com cuidado e zelo, sendo você funcionário ou empresário.

Como funcionário de uma empresa, há que se automotivar continuamente, ter controle emocional, saber negociar muito com os colegas de trabalho, entender seus limites (ter empatia), mas ao mesmo tempo entregar o que lhe é exigido pela liderança, estabelecendo um ambiente de paz e efetividade. Se não tiver inteligência emocional, é impossível manter-se em um emprego e ainda ascender de posto. Percebo que os colaboradores que têm mais inteligência emocional costumam fazer mais do que é exigido deles, mostrando uma saudável ambição e uma visão de longo prazo, se destacando entre as equipes.

Como empresário, os desafios são constantes. Quando um colaborador tem um cargo de liderança, por exemplo, e você precisa dele, pois é o único gestor de um setor importante, como agir se ele só chega atrasado, falta demais, sai mais cedo frequentemente ou erra em alguns procedimentos, apesar de cumprir bem sua função? Como aplicar a inteligência emocional para lidar com esse ser humano? Ou como lidar com aquele cliente que quer mais do que contratou? Tenho franqueados que costumam exigir e cobrar por aspectos que não fazem parte da nossa entrega, do que foi estabelecido em contrato e explicado desde o início do processo. Ainda não existe o entendimento de que se trata de uma parceria, que demanda esforços dos dois lados.

Temos uma plataforma de treinamento, com milhares de vídeos, apostilas, apresentações, uma infinidade de conteúdos, mas poucos exploram esse universo. Costuma ser mais fácil chamar a central de apoio e pedir as soluções resumidas, sem aplicar uma visão mais ampla sobre cada questão. E, se demorarmos mais de dois minutos para enviar, já há reclamação. Parece não haver empenho em aprender e aplicar o conhecimento.

E como fica a inteligência emocional de quem compartilha a gestão com vários sócios? Meu marido e eu trabalhamos juntos, então é preciso separar bem as relações interpessoais da mulher empresária. É necessário estabelecer bem as tarefas para que cada sócio tenha autonomia na sua área e seja independente, apesar de gerenciarem o mesmo negócio. Os papéis precisam estar bem definidos, e o ideal é que haja uma rotina de reuniões diárias ou semanais, para conversarem sobre a administração, sobre as demandas que aparecem, para não levarem trabalho para casa (essa parte é mais desafiadora), o que pode causar tensão na rotina do lar. A empresária deve preservar sua imagem, separando a mulher da gestora.

Para o empresário, é fundamental aprender a lidar com as pessoas, se capacitando com um curso de inteligência emocional que aborde, por exemplo, os perfis comportamentais. Assim, fica mais fácil entender as características do cliente, funcionário ou fornecedor e respeitar as diferenças naturais. Se tenho um perfil agitado e meu funcionário é mais tranquilo, ele vai atender as demandas, mas no ritmo dele. Estabeleça os *deadlines* (a programação de entregas) e gerencie os resultados, com reuniões regulares para acompanhamento. Com empatia, você começa a escutar o outro e entende como ele funciona.

O foco da inteligência emocional é o outro, é a gestão dos relacionamentos, é como lidar com as pessoas nas diferentes situações. A maturidade e a prática ajudarão a administrar bem o que acontece, separando as questões com equilíbrio. É essencial que esse aprendizado ocorra desde os primeiros anos de vida, preparando as crianças e jovens para o bom convívio social, com um trabalho de estímulo das habilidades socioemocionais, tão necessárias em qualquer meio. Este trabalho deve ocorrer no lar, com a orientação dos pais e responsáveis, nas salas de aula, paralelamente ao ensino do conhecimento cognitivo, e na fase adulta, com capacitações constantes durante a vida.

Vamos agora para o terceiro passo do Método SINTA, para que você seja notável em suas ações!

7.

Método SINTA
Passo 3:
Ser notável
em suas ações

Jesus entrou num sábado em casa
de um fariseu notável, para uma
refeição; eles o observavam.
(Lucas 14,1)

Muitos me perguntam como se destacar na carreira, fazer o relacionamento dar certo, ter uma saúde equilibrada e ser considerado alguém especial. Há muitas maneiras de ser percebido, apreciado, digno de atenção.

Reúno todos esses aspectos sobre ser notável dentro do conjunto de ações que cada um pode desempenhar. Brilhar em tudo que fizer, deixar um rastro de luz por onde passar, abençoando a todos que encontrar, se sentindo agradecido e inspirando outros a percorrerem o caminho do bem – como fazer tudo isso acontecer? Vamos refletir juntos!

O que é ser notável

Ser notável é ser visto, deixar uma marca no coração das pessoas, que lembram de você para buscar soluções, ter novas ideias, encontrar saídas. Elas querem ouvir sua opinião sobre as coisas e aprender com seus ensinamentos.

Cada pessoa é única e nasceu para fazer algo que só ela pode fazer, com seus próprios elementos, com seu jeito de ser e de realizar. Sinto que aquele que se sente bem do modo que é parece ter outra energia e ilumina por onde passa, deixando rastros de coisas boas. Não é só mais um na multidão. Ao mesmo tempo, tem a capacidade de se amar e se aperfeiçoar de maneira contínua, ajustando e melhorando a cada lição que a vida lhe traz.

Você pode me perguntar: "Carina, por que é importante ser notável?".

Um ser humano que brilha de modo distinto poderá ser a força que modifica o meio em que vive, compartilhando os valores e princípios mais nobres, porque já aprendeu que pode fazer a diferença. Ele não fica esperando que alguém faça: simplesmente faz do melhor jeito que consegue. E não precisa ser uma transformação enorme, uma revolução, não. Pode ser a mãe que está presente no dia a dia dos filhos, a esposa ou o marido que presta atenção no que o outro está dizendo, o chefe que cuida de seus funcionários, que quer entender as necessidades do outro e melhorar o ambiente, as condições de vida. É SER humano.

Essa pessoa notável se destaca no seu trabalho, sendo um colaborador que move os outros para que evoluam e vivam bem. Como empreendedora, se sobressai porque coordena uma boa empresa, contrata pessoas afinadas com seu propósito e se relaciona bem com todos. Assim, seu produto será notado e fará a diferença porque atende a alguma necessidade do meio, portanto é útil.

Onde essa pessoa notável estiver, engrandecerá muito os negócios, terá mais clientes, porque atrai as pessoas para o que faz, do jeito que faz, tendo aprendido a alavancar sua empresa, se conectando com seu público e aprendendo a diversificá-lo. E chegou neste ponto por que ouve a opinião dos outros e realmente se importa com elas, porque procura crescer em todos os processos e aprender sempre com a expertise de cada um que a rodeia.

Estando em qualquer lugar – em uma loja, no mercado, na farmácia –, é notada por sua postura e pela maneira como se posiciona. Se está nas redes sociais, se apresenta com elegância no linguajar e na forma como se relaciona. Nunca passa despercebida, por ser alguém que defende valores humanos e éticos, compartilhando suas ideias com convicção. Trabalha para que as pessoas realmente se importem, então inspira os que a conhecem, que querem imitá-la, reproduzir essa luz que emana em cada respiração.

Sabe aquela expressão que usam sobre uma pessoa ser *high ticket*? Ser notável é ser alguém de alto valor. Homens e mulheres de alto valor são notáveis, têm brio, caráter e vão enriquecer os projetos com suas ideias, soluções e intuições.

Ser notável é também ser sensível, e entendo que todos podem ter essa característica. Homens e mulheres sensíveis não só aos próprios desejos, mas aos das outras pessoas. E veja que importante: você chegar em um lugar, encontrar pessoas que conduzem empresas e negócios diferentes do que você faz e ser reconhecido como alguém notável. Isso vale para qualquer um que tenha uma virtude e brilhe a partir dela. Ser um ótimo empreiteiro, uma costureira de mão cheia, uma cabeleireira cuidadosa e antenada, um contador que não deixa passar nenhum erro de cálculo, um atendente simpático e compromissado com seu papel. Ou você, na profissão que for, fazendo seu melhor a cada dia.

Por que é importante ser notável? Porque quando alguém se destaca e se valoriza dessa maneira, traz à tona seu conhecimento nato, dá exemplo de um bom ser humano, que tem princípios, que

Método SINTA - Passo 3 **139**

Um ser humano
que brilha de modo
distinto poderá
ser a força que
modifica o meio
em que vive,
compartilhando os
valores e princípios
mais nobres,
porque já aprendeu
que pode fazer
a diferença.

PARE AGORA
@CARINAPREVIATO

respeita os homens e as mulheres da sua vida, que admira o brilho do outro e percebe que cada um tem o seu lugar. Está certo de que toda função é importante, de que todo conhecimento é único e transformador, de que ninguém é superior a ninguém, apesar de entender as hierarquias. É uma pessoa que sabe ouvir, aceita opiniões divergentes (porque aprende com elas) e as respeita.

Essa sensibilidade que vislumbro faz parte de todo ser humano, seja homem ou mulher, porque esse aspecto nos torna melhores. Tem a ver com uma parte invisível nossa, tem a ver com intuição, que não é algo feminino, mas humano. E podemos usar essa intuição para termos melhores negócios, criarmos produtos inovadores, descobrirmos saídas mais efetivas para os problemas que precisamos resolver e ainda ganhar mais por isso, de uma maneira honesta e verdadeira.

É muito bom conviver com uma pessoa notável – todo mundo quer tê-la por perto, pois é "o cara"! Considera os outros porque aprendeu a se sentir e se olhar mais de perto, trabalhando aos poucos nos seus pontos mais escuros, mas focando no que tem de melhor e iluminando suas virtudes.

Não precisa de nenhum luxo

Nas novas gerações, vejo menos manifestações de homens machistas que desafiam lideranças femininas. Percebo que há outro entendimento sobre o papel das mulheres, que estão ganhando espaço nas grandes corporações, sem se comparar com os homens, mas trazendo essa força feminina para o resultado final, que todos almejam. Assim, teremos crescimento garantido em muitas frentes.

Tenho visto os homens mais abertos a temas que antes eram mais voltados ao feminino, como essa atenção à sensibilidade humana, que pode ser uma ferramenta útil no dia a dia de qualquer um. Outro ponto interessante é a aceitação dos cuidados com a aparência, que é muito importante para que qualquer pessoa seja valorizada, notada no ambiente, especialmente no trabalho. Não precisa virar um metrossexual, mas é essencial a prática de cuidados pessoais, de higiene, cortar as unhas e os cabelos, ter uma boa apresentação, que pode ser simples, sem luxo.

Alguns acham que boa aparência é andar com roupa de grife e ter carro caríssimo, mas isso não é necessário para que alguém seja notável. E vale a reflexão: Você quer ser lembrado pelo que você tem ou pelo que você é? Qual a marca que você quer deixar no mundo?

Defendo que as pessoas sejam notadas pelas coisas boas que fazem, se destaquem pelo brilho da sua essência. O material é importante, mas sempre como um meio para executar um bom plano de vida: o carro bom será usado para você ir de lá para cá com eficiência, como um instrumento para que possa ser o que precisa ser.

Ser você mesmo

Quando copiamos o comportamento das pessoas e seguimos modismos de maneira automática, deixamos de lado nossa essência divina, essa pepita de ouro que temos dentro de nós. É como se você perdesse sua personalidade e seu brilho, porque é uma cópia de alguma coisa, uma imitação apenas. Se você vive sua identidade, será notado, e as pessoas gostarão de você pelo motivo certo. Brilhará, com certeza, porque é verdadeiro e autêntico.

No momento em que percebi o que realmente era importante para mim, quando aprendi a ser eu mesma e segui meu coração, comecei a viver mais feliz. Foi quando insisti em aprender bateria, mesmo contrariando meu pai, foquei nas minhas virtudes em vez de ficar me comparando com as pessoas, me permiti ser eu mesma, com meu jeito de ser e de viver!

Como começar hoje

Abrir-se para o novo é a fórmula da longevidade feliz. Quando nos permitimos ser alguém inédito todas as manhãs, a vida vira um longa-metragem de sucesso, com infinitas temporadas, e tudo tem outro sabor.

Percebo que pessoas felizes se renovam constantemente. Aprendem algo novo todos os dias, estudam e leem muito, estão em busca de capacitações que ampliam suas habilidades, se alimentam de maneira saudável, procuram se desafiar sempre (nem que seja aumentando cem metros na corrida), se transformando a cada instante. Se você é sempre a mesma pessoa, isso não é bom. Evolução exige mudança.

Uma gestora me contou que, entre os gerentes e líderes com quem convive, há alguns homens de mais idade e que parecem ter a mente mais fechada para novas ideias e possibilidades. Ela se irrita com certa frequência porque muitas vezes eles não a ouvem e desacatam suas orientações. É difícil, porque ela é extremamente capacitada, vem transformando a empresa e alcançando altos patamares, mas mesmo assim precisa comprovar seus resultados todos os dias. Permitir o novo amplia horizontes, e nem todos estão preparados para se renovar, infelizmente.

Homens e mulheres precisam aprender uns com os outros e acordar para essa realidade de que o feminino está ganhando projeção e conquistando cargos de gestão. Portanto, é urgente que trabalhem a inteligência emocional. Nós sabemos que a mulher cumpre vários papéis, sendo esposa, mãe, empresária, colega de trabalho, gestora, tudo isso ao mesmo tempo, e ainda sai correndo para fazer a feira e o supermercado.

Vejo que as mulheres leem mais livros[22] e participam de formações com mais frequência do que os homens.[23] Nas vivências, eles parecem assimilar uma chave e está feito; elas são diferentes, porque precisam semear, regar, aprofundar mais e mais, com segurança. Não são todas assim, mas percebo que são a maioria. Parece uma inquietude, uma pressa de saber e ser.

Entendo que essa coisa do cuidar, por exemplo, é muito do feminino, que tem funcionado bem na gestão dos funcionários, porque exige um acompanhamento contínuo para que eles cresçam e evoluam, expandam suas possibilidades e consigam enxergar mais adiante para alcançar a excelência e a alta performance.

---

22 MULHER: protagonismo quando o assunto é incentivo ao hábito da leitura. **Literatura Brasileira no XXI**, Governo do Estado de São Paulo. Disponível em: https://lbxxi.org.br/post/mulher-protagonismo-quando-o-assunto-e-incentivo-ao-habito-da-leitura-#. Acesso em: 27 jul. 2024.

23 ALVES, J. Mulheres no ensino superior são maioria. **Educa Mais Brasil**, 20 mar. 2023. Disponível em: www.educamaisbrasil.com.br/educacao/noticias/mulheres-no-ensino-superior-sao-maioria-entenda. Acesso em: 27 jul. 2024.

Abrir-se para o novo é a fórmula da longevidade feliz. Quando nos permitimos ser alguém inédito todas as manhãs, a vida vira um longa-metragem de sucesso, com infinitas temporadas, e tudo tem outro sabor.

PARE AGORA
@CARINAPREVIATO

Sinta mais

Você já reparou que os passos do Método SINTA se conectam entre si? Porque a pessoa, quando tem sabedoria e inteligência emocional, sabe o que falar, o que não falar, quando falar, com quem falar. É importante sentir o ambiente em que está, ter humildade para aprender com todos (até com as crianças), olhando para cada um com consideração e se posicionando de maneira equilibrada e diferente, do seu jeito, sendo bem autêntico.

Ser notável é *sentir* o aprendizado em cada situação que acontece com você e aplicar todo o conhecimento que tem, a todo momento. Os livros nas prateleiras não podem ser apenas belas decorações, mas também objetos que sejam transformados em conhecimento prático, acionado na vida.

Quando *sentimos* mais o meio em que nos encontramos, deixamos claro para os outros que carregamos algo poderoso dentro de nós, e que realmente cuidamos de cada palavra falada e escrita. Acredito mesmo que sentir é essencial e pode ser uma ferramenta importante para se ter equilíbrio nas relações, ser inteligente emocionalmente o dia inteiro, com homens e mulheres, com idosos, jovens e crianças, não interessa. É o dia inteiro. Parece difícil, mas é um treino. É só colocar atenção nisso e vai mudar uma chave dentro de você.

Quando chego no escritório, preciso sentir o ambiente, olhar as pessoas com atenção, ouvi-las, treinar o foco em cada assunto e nas tarefas que se avolumam na minha mesa. Exercitar a sabedoria e a inteligência a cada minuto, pelo meu crescimento e pela evolução das pessoas, como seres humanos em aprimoramento, como todos nós somos.

Conexão superior

A pessoa notável tem um algo a mais porque já reconheceu a importância de uma conexão com algo maior. O que é maior que você? Deus! O universo! Então, no momento em que você considerar isso, vai se colocar no seu lugar, que não é inferior, mas menor que Deus, que é grande demais! Mesmo pequenos, somos importantes porque somos parte do Pai e carregamos dentro de nós uma centelha divina, preciosa partícula de Deus! Nunca se esqueça disso!

Apesar de aparentemente minúsculos, podemos ser grandes em nossas manifestações quando somos aquilo que nascemos para ser, porque ouvimos nosso coração e seguimos nosso caminho, que é único e singular. Do nosso jeito.

Caminhamos agora para o quarto passo do Método SINTA, para que possamos ser mais tolerantes e completos.

8.

Método SINTA
Passo 4:
Ser tolerante

> Vós, sendo homens sensatos,
> suportais de boa mente os loucos...
> Sim, tolerais a quem vos escraviza,
> a quem vos devora, a quem vos faz
> violência, a quem vos trata com
> orgulho, a quem vos dá no rosto.
> **(2 Coríntios 11,19-20)**

Sinto que as guerras (as internacionais e as domésticas) começam quando falta tolerância e paciência, além de bondade. Na minha visão, ser tolerante mostra quem é mais evoluído, quem tem maior entendimento sobre as leis da natureza e de Deus, pois também é sábio. Se é sábio, é nobre, portanto tem o conhecimento do que é maior que nós mesmos e já reconhece a grandiosidade deste universo que temos como lar. Então, respeita tudo e todos por ter percebido que fazem parte desse mesmo lar.

Se a tolerância traz clareza sobre as coisas e mostra consciência, como podemos aprender a ser tolerantes e colocar esse conhecimento em prática? Vamos ver isso juntos!

O que é ser tolerante

Tolerância, no dicionário, aparece como ato ou efeito de tolerar; indulgência, condescendência.[24] Vejo que é saber carregar, suportar, aceitar de maneira correta e assertiva, o que é fundamental para quem vive em sociedade.

A tolerância caminha com a paciência, que só os grandes têm. E essa paciência traz agilidade. Quando temos paciência, economizamos tempo e treinamos o foco. O tolerante também é alguém flexível, que aceita vários pontos de vista. Mas nem por isso muda suas ideias em função do que os outros pensam. Apenas ouve, processa, pondera e assimila o que realmente faz sentido para ele.

Entender e analisar as situações é ser tolerante e não se deixar levar pela cabeça do outro. É não se permitir ser consumido pela raiva, seguindo a histeria coletiva, disparando como no estouro de uma manada, que corre em direção à presa (ou foge dela).

Pensa comigo: quando você fala que alguém é tolerante, o que isso quer dizer para você? Qual é a diferença entre este e o outro, que é intolerante? Talvez você comente: "Nossa, aquele ali tolerou uma pessoa que o xingou injustamente, brigou com ele e continuou pleno. Como assim? Que tonto!". Pode ser que você presencie uma situação em que um cliente ofendeu, insultou um atendente, que teve uma boa resposta, pois manteve-se sereno e respondeu calmamente. Ou você, que foi maltratado, sua esposa ou marido saiu de casa aos gritos, aconteceu algo muito grave, mas teve a cabeça no

---

24 TOLERÂNCIA. *In*: **Dicionário Houaiss da Língua Portuguesa**, CD-ROM. Rio de Janeiro: Objetiva, 2001.

lugar, não entrou na "piração" do outro, nem quis "dar o troco", devolvendo na mesma moeda.

Na minha concepção, uma pessoa tolerante é aquela que escuta o ponto de vista alheio (que é muito individual), mas não discute por isso. Tolera, suporta aquela situação, respira fundo e espera o outro se acalmar, antes de compartilhar sua visão. Não é uma batalha para ver quem vence ou quem está certo, mas apenas uma conversa, para se chegar a algum ponto de equilíbrio. Cada um pode ter um olhar diferente sobre o mesmo assunto, e será preciso encontrar um meio-termo que consiga atender a todos e ainda manter a harmonia.

Pensar diferente é natural e até saudável. Se todos pensassem igual, o mundo seria uma chatice! O colorido da vida são as diferenças! Muitas vezes é preciso ouvir, aceitar que é diferente e tudo bem. Você faz o que entende que é certo e o outro faz o dele, e cada um segue sua vida. Não nega opiniões distintas nem entra em uma discussão para expor uma situação ou uma pessoa, se não é o momento certo para isso.

O tolerante não confronta o outro, só olha e pensa: "Nossa, parece que ela realmente acredita nessa opinião e o problema está dentro dela, não tem nada a ver comigo. Isso que ela falou não faz sentido nenhum, não se aplica a mim!". Sabe separar, entende? E não precisa entrar em embates e tentar "ganhar" a briga. Não! Simplesmente analisa e pensa um pouco mais, aceita se fizer sentido, do contrário, apenas rechaça e segue em frente.

No caso de uma relação de casal ou entre pais e filhos, o treino é contemporizar e estabelecer a paz dentro de casa. E essa paz pode ser criada por quem tem maior entendimento e consegue administrar as situações com inteligência emocional, sabedoria e tolerância.

A tolerância caminha com a paciência, que só os grandes têm. E essa paciência traz agilidade. Quando temos paciência, economizamos tempo e treinamos o foco.

PARE AGORA
@CARINAPREVIATO

Sinto que a mulher precisa ter mais tolerância na vida porque muitas vezes ela escuta coisas que a desagradam e vai querer retrucar, menosprezar ou até "sair da casinha", estourar mesmo! É preciso ter a tolerância de esperar, aceitar, relevar, às vezes. Imagine se o marido, por exemplo, bebe além da conta, sai uma briga, acontece alguma coisa. Se ela ficar brava, gritar na frente dos filhos, das visitas, pronto, foi criado um verdadeiro caos e todos perderam. O ideal é separar os focos de atrito, esperar passar o efeito do álcool, fazer um café, trazer a calma para esse ambiente e só depois conversar sobre o que aconteceu. O tolerante é essa pessoa equilibrada, que consegue retomar a paz, no final das contas.

Se você tem como objetivo a paz no seu lar, vai lembrar disso o tempo todo. E até se perguntar: vale a pena entrar no confronto aqui, mostrar que sou aquele que sabe tudo? Querer estar certo e defender a minha ideia para criar uma guerra, pois quero vencer essa disputa?

Essa coisa de querer ganhar a briga e impor sua opinião tem muito a ver com orgulho e soberba, para tentar se sobressair. É para mostrar que você é superior e por isso dará a última palavra. Aí vira uma gladiadora ou um gladiador! E no fim, o que você quer? Lembra? Você disse que queria a paz no seu lar, no casamento, a paz com seus filhos. Então, como é que se estabelece a paz nessa guerra que você mesmo começou?

É importante lembrar o tempo todo qual é seu verdadeiro propósito. Então, pergunte-se: qual é seu objetivo? Se é a paz, ela precisa começar com VOCÊ!

No ambiente de trabalho também funciona assim. Pergunte-se: você vai sempre mostrar que está certo? Ou vai ouvir e analisar, antes de impor sua visão? É importante se posicionar, mas você pode fazer isso com muito cuidado e educação, sem ferir o ego dos outros nem as hierarquias, se colocando com profissionalismo, sem se vitimizar nem reclamar. Apenas o certo a se fazer. Sua opinião pode até não ser aceita, mas você se posicionou com respeito e aprendeu algo, talvez até outra maneira de fazer aquilo que estava em questão, vendo como o outro resolve alguma coisa, assimilando esse novo conhecimento. Se você se permitir e deixar seu ego de lado, vai aprender o tempo todo.

Conheci uma gestora que sempre dizia isso: "Só contrato profissionais que saibam mais que eu". No final, é este o grande segredo: refletir sobre o que aprendeu em cada acontecimento. Assim, cresce e evolui com maturidade.

Sabe quando o chefe dá uma ordem para o funcionário ou diz algo de que ele não gosta? Esse colaborador pode pensar: "Nossa! Vou ter que contar até dez! Não posso xingá-lo porque é meu patrão, não posso falar qualquer coisa porque eu dependo desse emprego! Tenho que aguentar!".

Podemos então ter várias interpretações sobre o assunto, porque percebo que, aqui no Brasil, as pessoas confundem um pouco a tolerância com a submissão ou com o calar-se. Ser tolerante não é ser submisso, anulado ou omisso. Realmente existem pessoas que implicam gratuitamente com as outras e querem impor sua autoridade, reprimindo as de cargos inferiores. No final, elas não entendem que cada indivíduo tem sua visão e é preciso lidar com as diferenças de entendimento, saber ouvir, deixar que as pessoas se coloquem e contribuam com suas ideias e propostas. Mais cabeças pensam melhor que uma apenas.

Fico pensando quantas habilidades deixamos de treinar quando não interagimos nem trocamos experiências com as pessoas.

E deveríamos nos abrir para trabalhar mais competências, especialmente as socioemocionais, melhorando as relações pessoais em todas as áreas da vida! Seria outro planeta, bem diferente do que vemos hoje!

Ser tolerante, basicamente, é suportar com consciência. Suportar também é "dar suporte", dar apoio, estar perto para ajudar. Algo bem pontual e possível, tanto para homens como para mulheres. Então, quais são os momentos da minha vida em que tenho que suportar com paciência? É no trabalho? Tenho que suportar, infelizmente: "Nossa, meu chefe está acabando com a minha vida, falando que não entreguei tal coisa, mas já entreguei!". Talvez seja preciso argumentar e deixar tudo mais claro, sem confrontar.

Sim, tenho que suportar com paciência o dia em que minha mãe está na TPM, quando ela está xingando todo mundo, quebrando as coisas na cozinha. Algo pode ter acontecido, então depois converso melhor para entender. Por enquanto, faço minha parte, ajudo como puder para aliviar o peso que ela pode estar sentindo.

Preciso suportar com paciência quando meu marido ou minha esposa brigaram lá no trabalho e estão nervosos. Talvez seja uma boa deixá-los tranquilos, ficar ali próximo e depois ver como posso ajudá-los. Vou tirar o foco que está em mim e colocar neles, que estão precisando mais agora.

Há momentos em que você tem que suportar a si mesmo porque está descontrolado, triste, se sentindo desafiado por algum problema e só o silêncio pode acalmá-lo. Então, tome um banho gostoso, sem pressa, vá se acalmando, alimente-se bem, hidrate-se, cuide de você. Quando for o momento, faça uma reflexão para entender por que você está tão transtornado, quem ou o que tirou sua paz. Faça uma retrospectiva para pensar melhor sobre essa crise. Se precisar, faça ajustes de rota e projete possíveis saídas e soluções.

Algumas pessoas podem entender "suportar" como aguentar um fardo pesado demais para lidar, como se você fosse espremido por alguma situação ou pessoa. A imagem que me vem é a de um elefante enorme que se senta sobre você, esmagando-o. Apesar de soterrado, você ainda diz: "Ok, tudo bem, porque preciso mesmo desse emprego!". Não é isso!

"Dar a outra face", que o Mestre nos ensinou, não é sobre ser vítima de alguém, submisso, anulado ou tonto. Não é isso. Sinto que tem mais a ver com autorresponsabilidade, quando você traz para si o compromisso de estabelecer a paz por onde for. Cristo também ensinou: "Amai-vos uns aos outros, como eu vos amei".[25] Mas pode ser que esse "outro" seja um chato que o persegue no trabalho, aquela vizinha que não para de fazer barulho quando você está tentando terminar um relatório urgente ou alguém que só faz maldades e deveria desaparecer da face da Terra. Todos esses seres são colocados no nosso caminho para nos trazer algum ensinamento e cumprir algum papel na nossa vida. Nem que seja um treino de paciência e tolerância! Ou para que exercite o foco e a determinação e não se distraia, colocando atenção no que realmente importa.

Tudo isso é para você se aprimorar e evoluir, respeitando o caráter pedagógico da nossa existência. Se a vida é uma escola, estamos aqui para aprender, e tudo o que acontece é uma disciplina. Então, é matemática, português, ciência, química (a vizinha

---

25 João 13, 34.

chata talvez seja aquela matéria que você mais odiava). E relações humanas, creio, talvez seja a lição máxima, que deve ser o topo do currículo!

Percebo que, no momento em que você entende o que está fazendo, vai passar a ser mais tolerante e suportar em prol da paz, da harmonia familiar, do equilíbrio de emoções, podendo até dizer: "Não vou surtar, quero saúde mental e felicidade!". Estará sempre procurando uma saída, com foco, pacificando os ambientes. Sinto que a paz é algo muito importante, que cabe no lar, no corporativo, na vizinha chata. São todos desafios da nossa existência! Quem disse que seria fácil?

Isso não é tolerância

As pessoas costumam confundir o tolerante com aquele que aceita tudo. Não é isso.

Percebo essa coisa da tolerância no lar como um assunto sensível. Vejo que, muitas vezes, são criadas sucessivas batalhas, baseadas em orgulho e prepotência – de querer estar sempre certo, de dar a última palavra, de ser o general da casa –, o que infelizmente é muito comum. Conheço pessoas que vão pra cima, mesmo, chegando até a agressão. Talvez seja o ritmo da pessoa, foi como ela aprendeu em casa, pelas crenças de infância, pelo modelo de comportamento que recebeu. Mas nada justifica uma agressão. Nada!

Precisamos falar sobre o que precisa ser falado. É uma habilidade que temos que desenvolver. Se você convive com uma esposa ou marido castrador, que pode ser violento, inclusive, não é hora de tolerância e submissão. Violência, assédio moral, psicológico e sexual são crimes e precisam ser resolvidos preventivamente, antes que algo ruim aconteça com você, seus filhos, seus funcionários. Não se pode ser tolerante com esse tipo de coisa!

Infelizmente, violência doméstica[26] é o que mais acontece, e gera a destruição das famílias. E não se pode dizer que é um problema da classe média ou baixa, não. Acontece em núcleos familiares de todos os tipos. São situações em que as pessoas saem de si, pela raiva, pela bebida ou até pelas drogas, e estoura uma disputa para ver quem tem razão, o que pode provocar agressões físicas até dos filhos, além de alguma tragédia. No dia seguinte, a pessoa não lembra o que fez nem o que disse e se diz arrependida! Isso é mais comum do que a gente imagina!

Por que isso acontece? Porque muitos não conhecem o próprio limite nem sabem a hora de parar. Não procuram ajuda terapêutica e acham que é normal serem agressivos, beberem até cair, esquecerem o que fizeram ou falaram.

Vejo que isso pode ter relação com as crenças masculinas, especialmente nas gerações acima dos 40 anos, que aprenderam que "homem não chora", tem que mostrar que é forte o tempo todo, que domina a situação. Mas se analisarmos os mais jovens, da geração Z, por exemplo, percebemos o oposto: homens e mulheres fragilizados demais, sem atitude, sem fibra para enfrentar os desafios.

Vivemos em tempos de extremos – pessoas dominadoras ou vulneráveis –, sendo que precisamos encontrar o caminho do meio, do equilíbrio.

---

26 PESQUISA Estadual de Violência contra a Mulher - 2024. **Senado Federal**, 28 fev. 2024. Disponível em: www12.senado.leg.br/institucional/datasenado/publicacaodatasenado?id=pesquisa-estadual-de-violencia-contra-a-mulher-2024. Acesso em 27 jul. 2024.

Se a vida é uma escola, estamos aqui para aprender, e tudo o que acontece é uma disciplina.

PARE AGORA
@CARINAPREVIATO

Na minha geração (acima dos 40 anos), achavam normal corrigir o filho maltratando-o. Tolerância zero. Minha realidade era a prática do terror, do medo e da subjugação: "Cala a boca, porque quem manda aqui sou eu!". O mundo foi mudando e agora você tem que tolerar o que não gosta, precisa saber conversar e não agredir. Porque se bater, não ama. Dá mais trabalho, pois tem que mostrar a razão, explicar melhor por que sim, por que não. Faz muitos anos que não sei o que é dar bronca em filho. Na minha casa, procuramos praticar a boa conversa, determinando direitos e deveres de todos. Temos atritos, mas tentamos resolver rapidinho.

Tolerância é perdão

Somos mais testados naquilo que precisamos aprender. Então, é tolerância e paciência com os outros, é contemporização dentro do lar, pacificando sua casa, seu trabalho, a escola e os ambientes em que convivemos com as pessoas.

Talvez você me pergunte: "Carina, mas como fazer para isso funcionar? Como ter um casamento harmonioso, filhos saudáveis, colegas de trabalho que me admirem e com quem eu possa contribuir de alguma maneira?". Vou dizer: Não tem outro jeito, é treinar essa habilidade até ficar bom nisso!

Quando estiver no seu limite de tolerância, lembre-se do perdão, que é a dádiva dos grandes. No momento em que perdoa o outro, você se liberta. Não tem a ver com ele, mas com você mesmo e seu nível de amor. Lembre-se de Cristo, que pregava entre os perdidos, as prostitutas, os ladrões. Ele não procurou os legais e bem-resolvidos. Não. Claro que não. Teria sido mais fácil. Ele deve ter pensado que seria mais útil entre os necessitados e desequilibrados, os que mais precisavam da sua palavra. Lá Ele conseguiria ajudar realmente. E se Ele fosse cuidar apenas dos equilibrados, talvez nunca chegasse até nós!

Seguimos rumo ao quinto passo do Método SINTA, para que você possa se aceitar e viver plenamente. Vamos lá!

9.
Método SINTA
Passo 5: Aceitação

> Ouve, meu filho, recebe minhas palavras
> e se multiplicarão os anos de tua vida.
> **(Provérbios 4,10)**

F inalizamos o Método SINTA com o quinto passo, a aceitação, que se relaciona com o amor-próprio, a empatia e a magia de se amar.

O autoamor é, afinal, a chave para toda transformação, pois quando você se aceita e aceita o outro, consegue mudar. Essa aceitação de que trato aqui não é passiva e precisa da sua ação para criar movimento. Ao mover-se, você aciona a energia da vontade e da fé em você mesmo, que é o protagonista dessa mudança. Vamos entender melhor como isso acontece.

O que é aceitação

Conheço pessoas que entregam a vida nas mãos de desconhecidos da internet, acreditando que, se forem iguais a eles, poderão ser felizes. Isso é muito triste, porque o que vemos nas redes sociais nem sempre é real. Na maioria das vezes é só ilusão, não é natural.

Muitos querem se moldar, copiando a vida dos blogueiros – os *influencers* –, reproduzindo seu corpo, truques de maquiagem, estilo de roupa, trejeitos. Isso acontece, muitas vezes, por carência e falta de autoaceitação. Você não se ama do jeito que é, então precisa copiar ou se espelhar em alguém de "sucesso". Mas alguns desses influenciadores nem são tão felizes, acabam doentes e até se automutilam em algum procedimento estético arriscado, como vemos por aí. A maioria deles também depende de que você os ame e curta suas postagens! Sem você, eles nem existiriam!

Vejo pessoas frustradas e que frustram seus parceiros por compará-los com celebridades, cobrando beleza, magreza e tantos atributos, o que desencadeia ciclos de desamor e desrespeito a si mesmas por tentarem alcançar modelos estéticos improváveis.

Ao se aceitar do jeito que é, você exercita esse autocuidado, eleva sua autoestima, se arruma no seu estilo, valorizando seus pontos fortes e melhorando aquilo que Deus fez, que é natural.

Conheço mulheres que infelizmente não se aceitam. Se o cabelo é enrolado, vão alisar; se é liso, querem enrolar! Não se aceitam como Deus as criou e muitas caem em depressão por isso. E está tudo bem querer mudar a aparência, mas a vida não pode girar apenas ao redor disso! Esquecem de olhar a própria vida e ficam só analisando o que não têm e o que as outras estão fazendo.

Muitas pessoas se veem nos outros e não olham para si, para tudo que poderiam melhorar a fim de ter uma vida extraordinária: estudar mais, se aperfeiçoar em alguma habilidade, se exercitar, rever a alimentação, curtir os amigos e os relacionamentos, viajar. Não! A vida acaba se resumindo a se comparar o dia todo e afundar na frustração.

Na imersão "Um olhar para sua história de vida", foquei na ressignificação de crenças e nela trabalho a aceitação. É importante entender qual é a origem da não aceitação. Às vezes nasce de um comentário do próprio pai ou da mãe, uma piadinha de algum colega de escola sua aparência. É comum as crianças criarem apelidos maldosos, diminuindo o outro de alguma maneira, atacando sua beleza ou o formato do seu corpo. O mais estranho é que há pais que não ajustam esse comportamento nos próprios filhos e até acham engraçado. É triste, mas é verdade. Falta humanidade nisso!

É fundamental ensinar aos pequenos que as diferenças são naturais e benéficas. É bom que sejamos diferentes, o que mostra a multiplicidade da nossa existência. Quando a criança aprende sobre isso, dificilmente vai praticar bullying contra alguém, porque vê o diferente como algo natural, não estranho.

Seguir a moda também é um desafio. Lembro que, na minha geração, a sobrancelha definitiva – aquela bem fina e desenhada à mão – era o máximo. Hoje, são as sobrancelhas grossas e mais naturais que fazem sucesso. E essa oscilação na moda vale para roupas, cabelos e adereços. É fácil errar e se expor ao ridículo, mas é o risco que se corre ao seguir os modismos ao pé da letra. É preciso pensar se aquilo combina ou não com você, em um exercício de bom senso! Se tudo que está na moda você inventar de fazer ou querer ser, vai virar o quê?

A falta de aceitação acontece quando você depende da aprovação do mundo, das pessoas, para determinar se você é bonito, se é elegante, ou isso ou aquilo. Você depende dos outros para saber se está bem ou não? Se seu cabelo fica melhor castanho, preto, loiro, comprido ou curto? Não basta sua própria opinião, quando se olha no espelho? Ou você não confia mais na sua opinião?

Todos os dias testemunhamos situações bizarras de celebridades que correm riscos desnecessários em procedimentos estéticos perigosos e viram verdadeiros monstros, tudo isso para reconquistar o corpo da juventude e a beleza. Vivem uma ilusão, viram escravos da opinião dos outros e resumem sua vida à aparência, sem entender que o amadurecimento é algo natural, assim como as marcas do tempo, que são apenas sinais de uma vida bem vivida.

Então, preciso me aceitar do jeito que sou e melhorar o que quiser, mas com bom senso e equilíbrio, percebendo se faz sentido a mudança, com personalidade e estilo próprio. E lembre-se: você tem uma centelha divina aí dentro, é um ser único, só você é assim, diferente dos mais de 8 bilhões que existem na face da Terra. Só você pode manifestar o que manifesta, do seu jeitinho.

Aceitar-se é ter amor-próprio

No final, o que é uma pessoa que não se aceita? Na minha visão, é alguém que vive frustrado e se sente incompleto. É como se faltasse algo. Fico pensando que parece uma criança birrenta, que não aceita o presente que ganhou e quer outro, se jogando no chão para mostrar sua contrariedade.

Quando você agradece o que tem, consegue mudar e melhorar, se transformar profundamente, se quiser. E um segredo: se não trabalhar o amor-próprio, vai continuar se sentindo incompleto.

E como é que uma pessoa dessa, que não se sente completa, pode ser notável? Como terá inteligência emocional? Ela pode ser tolerante? Ou sábia? É, você não consegue ser sábio nem tolerante sem ter inteligência emocional, e muito menos será notável se não se aceitar. Um pilar está ligado ao outro. O ser humano é muito complexo e precisa ser visto de maneira integral, considerando tudo que tem, dentro e fora de si.

Só para você ter uma ideia de como somos complexos: um dia, um adolescente chegou para mim e me chamou de mexerica. Aí eu

Quando você agradece o que tem, consegue mudar e melhorar, se transformar profundamente, se quiser. E um segredo: se não trabalhar o amor-próprio, vai continuar se sentindo incompleto.

PARE AGORA
@CARINAPREVIATO

falei: "Mexerica? Por que mexerica?". E ele: "Ah, seu nariz parece um bolo de mexerica!". Pensei bem e vi que não fazia sentido: meu nariz é bonito, eu sei que não tenho nariz de mexerica. Apesar de analisar bem e não concordar, isso me magoou. O que acontece? A pessoa, que está com a autoestima bem baixa, pega aquilo como verdade, porque está fragilizada. Por isso que é importante você se amar. O amor-próprio blinda você contra inverdades e ataques sem sentido!

Neste exato momento, quantas pessoas podem estar sofrendo por mentiras e julgamentos equivocados? Pode estar acontecendo agora com você! O que pode ter ouvido, certa vez, que trouxe insegurança e dúvidas para o seu coração? Talvez isso tenha virado uma crença dentro de você, que acabou marcando sua trajetória, ferindo sua autoestima, impedindo que se tornasse o que poderia se tornar, bloqueando suas chances de viver uma vida incrível porque acreditou na opinião de alguém. Pode ser que isso tenha travado seu caminho em algum ponto, ofuscando seu brilho natural, sua vitória. Muitas vezes, você ouviu essas inverdades depois de grande, do pai, da mãe, do marido, da esposa, de algum colega. Esses ataques podem sempre acontecer, e é preciso se curar o tempo todo para viver bem e em paz!

Dentro dessa reconexão com Deus, de que falo sempre, também está o amor-próprio. Quando entendemos nossa origem divina e nos vemos como filhos ou filhas do Pai Celestial, a vida toma outra dimensão e crescemos mais e mais. Afinal, queremos apenas servir e ter um propósito grandioso, maior que nós mesmos, que o universo.

Digo que minha missão é servir a Deus e sei que, se levo a palavra Dele – mesmo que seja brincando, em uma imersão, ou por meio de uma dinâmica, em que provoco emoções que destravam crenças dentro de cada pessoa que está ali –, sei que estou realizando meu sonho e servindo a uma causa maior.

Cada trava que prende esse ser por dentro é como uma corda amarrada nas mãos que o impede de se mover e de SER o que nasceu para ser. Saiba: ninguém pode prendê-lo, você tem liberdade para ser o que quiser.

10.
Acredito em você!

> Bem-aventurados os misericordiosos,
> porque alcançarão misericórdia!
> Bem-aventurados os puros de
> coração, porque verão Deus!
> Bem-aventurados os pacíficos, porque
> serão chamados filhos de Deus!
> **(Mateus 5,7-9)**

Se sinta, se permita, se impulse e se lance. Você é maravilhoso e sabe que agora as pessoas terão que conhecer a sua nova versão para entender seu processo. Portanto, não há como voltar atrás, nem recuar. Só há um caminho a seguir: em frente!

Como criei o método

Imaginei o Método SINTA em um momento de muita inspiração. Primeiro, veio a música "Sinto fluir".[27] Foi durante uma viagem para Itapema, Santa Catarina, quando acordei de madrugada (dentro da van) e comecei a criar uma palestra, um evento. Sempre que

---

27 MARKES, M. *op. cit.*

acordo, faço uma oração e coloco uma música aleatória no meu Spotify. A primeira que toca me traz algum ensinamento para o meu dia. Então, começou a tocar essa música, que inclusive é evangélica, e ela entrou em mim.

Lembro que comecei a chorar, chorar, chorar. Deus me tocou de uma maneira tão sublime! Estava muito escuro e meu marido ligou a luz da van e falou assim: "O que foi? Você está chorando?". E respondi, aos prantos: "Pelo amor do céu, você não acredita, você não acredita! Estava aqui no escuro, escrevendo (porque nunca viajo sem papel, sem um caderno) e veio uma inspiração. Amor, as mulheres precisam se sentir! As mulheres precisam se sentir!". Eu falava isso para ele repetidamente. Eu via o evento, via as mulheres sendo tocadas, sendo curadas. Via as mulheres chorando, as coisas acontecendo. E entrei em êxtase, sentindo tudo aquilo! Não consegui dormir mais.

Cheguei cedo em Itapema, estávamos de férias. Faz um ano e meio mais ou menos (meados de 2022). Lembro que chamei a equipe de marketing para uma reunião cedinho e disse: "Gente, tenho um evento. Veio pra mim, de noite!", e fui falando, falando. Eles ficaram de boca aberta, perguntando: "Tá doida? Já tá de pé? Trabalhando? Nas férias?". Assim nasceu o evento "Conexão Permita-se", que fiz o link com Carina Previato, igual à minha logomarca, em que se destacam as letras C e P.

E o que eu queria com esse evento? Que as mulheres se permitissem ser quem elas desejassem ser, viver a vida extraordinária que elas merecem viver. E fiquei muito com isso dentro de mim: Conexão Permita-se, Conexão Permita-se. Porque eu havia pedido inspiração para Deus: "Senhor, me dê uma luz, eu preciso de um slogan, uma marca". Todo treinamento que faço tem uma música, que geralmente é católica, evangélica ou que me toque de alguma maneira. E, na inspiração, veio essa música, e acabei escrevendo todo o evento, que aconteceu uma semana depois. Foi lindo, surreal, um superevento, que inspirou muita gente.

O Método SINTA nasceu dentro desse projeto. E cada letra da palavra SINTA veio de respostas às minhas perguntas: quais são as características, o que a mulher precisa para se sentir completa? O que ela precisa ter? E as respostas vieram: **S**abedoria, **I**nteligência emocional, ser **N**otável, ser **T**olerante e **A**ceitação.

Depois desse evento, fiz uma viagem internacional e, durante o voo, também vieram novas inspirações (acontece muito quando estou na estrada). Eu pedia a Deus naquele momento: "Senhor, tenho que voltar e lançar o evento, tenho que voltar e lançar o evento". E aí veio o "Liberty", em que vi as mulheres de mãos amarradas e depois se libertando. Quando voltei, organizamos todo o evento e apresentamos, provocando muita reflexão e transformação profunda, sobre amarras físicas e invisíveis, muitas que nós mesmas nos colocamos, crenças que travam nossa existência e impedem que sejamos quem nascemos para SER.

Tem muita coisa boa que já foi criada e apresentada. O que mais me orgulha é isso, de criar eventos autorais, que geram forte impacto, geram mudança. Mas o mundo não conhece ainda. O mundo não conhece essa Carina treinadora de pessoas. Então, a minha energia toda está focada para que, por meio deste livro e de outras conexões que possam acontecer, as pessoas conheçam meu trabalho, vivam o poder da mudança.

Não tenho medo de sonhar. Porque sei da minha capacidade, da minha vontade, conheço meu propósito, sei quando Deus comanda, quando Ele se coloca à frente, sei que vai dar certo.

Todo mundo precisa de cura, de amor-próprio, de atenção, de se sentir validado e de se autovalidar também.

PARE AGORA
@CARINAPREVIATO

Tenho recursos para poder ir aonde quero chegar. Então, estou muito confiante de que este livro abrirá muitas portas e será um bom começo.

Meus seguidores e mentorados que participaram dos meus cursos sabem que cada mentoria e imersão vai se ligando à outra. E quem começou lá atrás e continuou foi se conectando em cada uma delas. O que aprendi nesses eventos é que o ser humano precisa de alimento, então vou sentindo o que está acontecendo ali, provocando essa transformação profunda, para cada um que se permita a mudança.

Para se sentir completo

E talvez você me pergunte: "Como me sentir completo, Carina?".

Você vai precisar perguntar a si mesmo, de maneira franca e direta. Eu também perguntei: "Eu, Carina, preciso do que para me sentir completa?". Depois de analisar bem, comecei a sentir o que precisava e fui respondendo para mim mesma: "Eu preciso me ressignificar, curar minhas amarras, minhas feridas". Tive muitas. Perda do meu pai, um acidente de avião com meu irmão, medo de perder tudo de novo, tudo que já havia perdido. Tive medo quando minha filha nasceu prematura, quando meu filho ficou doente, tive medo de perder meus filhos. Medo, medo, medo, medo. A partir daí, foi começar a trabalhar cada um desses pontos.

Penso muito sobre como curar a mente das pessoas, como ajudá-las realmente. Já criei muitos eventos que alimentam, curam, em que o propósito mais profundo é o de provocar a emoção de que é possível se sentir mais completo. Mas antes disso emergem os traumas, as amarras, os medos que fazem parte da nossa história de vida, daquele menino, daquela menina, até hoje. As imersões que criei nasceram dessa necessidade de fazer surgir isso tudo, aprender a se limpar dessa escuridão e depois renascer para o que você veio fazer aqui neste planeta. Para seu propósito de vida.

Quando olhei para a minha história de vida, para a mulher, a menina, a criança, nasceu a imersão "Amor-próprio: ame-se mais" – a partir dessa mulher ressignificada, que já deixou as amarras e toda dor de lado, e trouxe o amor-próprio para ela. São quatro horas de vivência bastante profunda.

Todo mundo precisa de cura, de amor-próprio, de atenção, de se sentir validado e de se autovalidar também. Empresários e trabalhadores, de maneira geral, se sentem sugados no seu dia a dia. Acontece comigo também: é comum passar o dia inteiro na empresa, resolver milhões de coisas e ainda fazer o trabalho terapêutico com os colaboradores. Passo ouvindo todo mundo, dando atenção e analisando como posso ajudar. Tive uma funcionária que foi cobrada por um líder e teve pânico, começou a chorar compulsivamente. Depois soltou um desabafo e deixei que contasse como estava sua vida. Ouvi com atenção plena, depois dei um abraço. Às vezes, é só aquele abraço que a pessoa precisa para ela ver que não está sozinha.

Quando falamos de felicidade, de se sentir completo, é isso. É você buscar o que está faltando e se perguntar: "Se eu morresse hoje, morreria feliz? O que está faltando para ser feliz? Para viver o hoje realmente completo? O que está faltando?". E sair em busca disso, encontrar as saídas, que sempre existem. E pode ser qualquer coisa, por exemplo, encontrar um parceiro, terminar o ensino médio, fazer uma faculdade, seguir uma profissão que queria muito mas não conseguiu por causa dos filhos, viajar, viver seus sonhos!

Este é o momento de sentir o que falta e resolver, tentar fazer isso acontecer de alguma maneira.

Minha caixa de ferramentas

Compartilhei com você a minha caixa de ferramentas. Mas você tem as suas, tanto que chegou até aqui. Você utilizou seus próprios recursos para chegar até aqui. Então, e agora? O que vai fazer com tudo isso?

Quero deixar você incomodado para que se mova para mudar, crescer, melhorar, sair desse comodismo em que talvez esteja vivendo. Não quero vê-lo fraquejando, se perguntando se consegue fazer essa virada na sua vida.

Muitas vezes fico irritada com essa falta de ação que vejo com tanta frequência. Pelo amor de Deus, as pessoas não vão crescer assim! Precisa de esforço, de empenho! Quando subo no palco, costumo falar: "Olha, você pagou para ter uma transformação de vida e de mentalidade, certo? Certo? Então, você vai escutar coisas que gosta e mais coisas que não vai gostar de ouvir, beleza? Porque se você não está preparado para mudar e quer que eu fale só coisas bonitas, pode ir embora e depois vai receber seu dinheiro de volta. Mas não estou aqui pra falar o que te agrada, estou aqui pra contar aquilo que é o ideal e aonde você precisa chegar como ser humano, senão a prosperidade não vai alcançá-lo. Percebo que muitas pessoas que vêm aos meus cursos querem prosperidade, querem crescer. Quando pergunto, vocês respondem que querem ganhar mais, querem fazer um *upgrade* e resolver a vida. Mas se essa pessoa não entender que tem que se curar, que tem que se amar, que tem que se respeitar, que tem que respeitar o outro, que tem que ter empatia pelo outro, que tem que saber falar, se portar, se vestir... se não trabalhar dentro desse conjunto de condições que precisam ser alcançadas, não vai chegar em lugar nenhum. Entendeu? Pode ser que você queira copiar alguém, mas você nunca vai ser esse alguém. Porque SER não é TER. Você tem que se completar. É pra ser real, sabe? É pra você ser real! É pra você ser uma pessoa de identidade real! Não estou aqui pra falar o que te agrada. Estou aqui pra falar aquilo que é uma verdade absoluta!". E então trago referências de grandes sábios, que mudaram a própria vida e o mundo com suas palavras!

Alguns podem dizer: "Nossa, ela é perfeita, então, né?". Não, eu não sou perfeita. Tanto que trago os meus erros, os meus exemplos. Lembro o quanto era arrogante como empresária, desprovida de recursos, tão imatura e ciumenta no começo da relação, pegajosa demais, e isso, em vez de aproximar, só afastava, porque eu não tinha amor-próprio. Trago meus próprios defeitos como fonte de observação para eles.

E o que fez a minha chave virar? E o que me fez mudar para ser quem sou hoje, ainda imperfeita, mas trabalhando nas minhas virtudes? Costumo contar um exemplo real, de algo que foi um ensinamento na minha vida. Uma vez, fui a um evento e o salto do meu sapato quebrou. Subi a escada descalça, mesmo. E perguntei: "Você acha que eu queria estar aqui descalça? Não. Meu salto está quebrado. Eu vou fazer disso um problema? O que vou fazer com isso? Uma piada? Não. Vou usar isso pra mostrar que o problema não é aquilo que acontece com você. Mas o que você faz com aquilo que acontece com você! Como vai reagir com aquilo que acontece com você? Aquilo que acontece, aconteceu, e aí? Como você vai reagir?".

Quando falamos de felicidade, de se sentir completo, é isso. É você buscar o que está faltando e se perguntar: "Se eu morresse hoje, morreria feliz? O que está faltando para ser feliz? Para viver o hoje realmente completo? O que está faltando?".

PARE AGORA
@CARINAPREVIATO

Passei muitas vezes por situações desafiadoras. Em uma ocasião, estava me arrumando para o evento "Mulheres que se superam", em que teria que subir no palco, me movimentar muito, interagindo com trezentas mulheres. Lembro que estava superfeliz, era uma festa, tinha o vestido perfeito, era a coisa mais linda do mundo. E cadê o zíper do vestido, que não sobe? O que eu fiz? Entrei em contato com a loja e falei o que tinha acontecido, mandei três fotos do vestido. Depois de muito esforço e troca de mensagens, fui escolher a roupa que usei neste evento e deu tudo certo. Poderia ter chorado, esperneado, me descontrolado, mas tinha uma responsabilidade ali, um compromisso. Não poderia falhar. Era um sonho sendo realizado e muitas pessoas esperavam por mim.

Havia me preparado muito para aquele dia. Tinha estudado muito, ajustado minha alimentação e emagrecido, estava me exercitando, tudo certinho, fazendo 1% a cada dia, 1% a cada dia. Por quê? Porque minha missão é ensinar que é possível superar. Então, se é possível superar, não posso ser fraca. Só que, quando sou fraca, também sou capaz de falar que sou fraca. Porque uma coisa que aprendi, atuando na internet e sendo *master coach*, é que temos que ser de verdade. Porque já vi muitos terapeutas mostrarem uma vida maravilhosa e não serem assim na vida real.

A história do vestido me mostrou superação. Percebi que nem tudo é Deus que manda, mas o que nos permitimos passar para viver. Tem coisa que é nossa responsabilidade. Aquela máxima de que colhemos o que plantamos é certa. E o universo está ali para entregar aquilo que você emana.

Muita gente diz que não tem sorte! Mas já fez alguma coisa para reverter isso? Uma purificação energética? Contato com a natureza? Já rezou? Tem conversado com Deus? Se conectou com aquilo que é importante? Está consumindo conteúdo que vai alegrar seu coração e trazer coisas boas? Já buscou outras maneiras de lidar com o que o aflige? Ou tem focado no problema, na dor, o tempo todo vibrando na baixa frequência? Tem se alimentado de maneira saudável? Tem se exercitado ou não sai do sofá? Tem ajudado alguém? Faz trabalho voluntário, em prol dos outros? Ou só olha para si mesmo?

Dar a virada

Apesar de todo esse conhecimento que foi compartilhado até aqui, das ferramentas, do caminho que foi sugerido, pode ser que você me pergunte: "Carina, mas como dar essa virada na minha vida?".

Como digo nas imersões, o esforço é dividido entre você e eu. Sou responsável por 50%, que foi tudo que eu trouxe aqui para você. Os outros 50% serão fruto do seu próprio esforço. E é importante que seja assim, para que haja mérito da sua parte. Entendo que esse mérito é construído 1% a cada dia, quando você se empenha, gasta energia produzindo, estudando, buscando saídas, se movimentando, construindo o que precisa para se sentir completo. Para cada um será de um jeito, com elementos diferentes, conforme a necessidade individual.

O segredo é focar sua atenção, refletir e se perguntar: o que falta para eu me sentir completo? O que posso fazer para realizar tudo isso que preciso? E, a partir daí, dar um passo e depois outro. Toda caminhada começa com um simples passo. E quando você olhar para trás, vai ver o caminho percorrido, com a glória de ter conquistado tudo com seu próprio esforço!

A fé em você, na vida e em Deus será a base dessa transformação. A VONTADE será seu combustível. Tem que querer fazer.

Toda caminhada começa com um simples passo. E quando você olhar para trás, vai ver o caminho percorrido, com a glória de ter conquistado tudo com seu próprio esforço!

PARE AGORA
@CARINAPREVIATO

Tem que querer mudar. Não adianta você pedir uma coisa para Deus se você não move uma pedra, não sai do lugar. Então, não vai acontecer! Você não é merecedor daquilo que quer conseguir.

Se você é merecedor da vida que quer ter, do dinheiro no bolso, da mesa farta, se quer ser essa pessoa incrível, tem que pagar um preço. Tudo tem seu preço. É o preço de você se mover e pedir, acreditar, mudar e SER.

Amo demais o que faço. Poderia fazer uma palestra, um curso e ficar em pé durante doze horas, falando e interagindo com as pessoas. Mas se eu ficar uma hora ou dez minutos, seja em que lugar for, tenho certeza de que dei o meu máximo possível, realmente dei o meu melhor. Tenho que sentir que valeu a pena, não importa o tempo que dediquei para fazer acontecer.

Nem tudo vai servir para todos. Mas se serve para mim, então serve para alguém. Ninguém pode fazer pelo outro. Tem que fazer por você mesmo.

11.
Permita-se!

> O Reino dos Céus é comparado a um rei
> que celebrava as bodas de seu filho.
> **(Mateus 22,2)**

Você está pronto para viver o melhor ano da sua vida e alcançar seus objetivos de maneira rápida e assertiva.

Apesar de ser o momento de celebrar, quero provocar em você uma inquietação. Quero desafiá-lo para que saia da zona de conforto, que se incomode com sua situação presente e encontre dentro de você a força para transmutar completamente sua realidade.

Quero que você se ofenda com o que está vivendo hoje e rompa definitivamente com esse caminho que não está funcionando.

No final de toda essa trajetória que percorremos até aqui, meu desejo é que cada capítulo tenha gerado um incômodo enorme dentro de você e tenha nascido uma raiva por viver de uma maneira que não é a que gostaria. Desejo que tenha essa inquietação para buscar outra vida. E que esse mal-estar não fique apenas na promessa de mudar. Que realmente você se levante de onde está e parta para a AÇÃO!

Talvez ainda me pergunte: "Como faço isso se tudo de errado sempre acontece?". O segredo está em sair da inércia, se mover, dar o primeiro passo. Você precisa buscar forças em Deus, no que você acredita, e assim fazer. Ninguém vai sair desse lugar por você.

Que esse incômodo gere reflexões: "Vou sair daqui e como faço para chegar lá? Ah, vou criar uma rota, então! E quais passos vou percorrer?". Pegue um papel e comece a desenhar esse plano, a trajetória desse novo EU que surgirá a partir da sua ação.

Saia dessa zona do problema, do ciclo vicioso. Dê espaço para ouvir o anjo, que é a bondade dentro de você, para buscar ser diferente. Não tem outro jeito. Você tem que sair desse ciclo, romper com esse caminho onde tudo parece dar errado.

Nossa mente é um presente, assim como nosso corpo e nossas doenças. Muitas questões da baixa imunidade estão ligadas não só àquilo que ingerimos ou não, mas ao ambiente, aquilo que pensamos, com quem convivemos, nossas emoções. São muitos fatores, alguns deles invisíveis, que atuam sobre todos nós. Reveja esses pontos, sinta o que faz mal ao seu coração e nutra-o com pessoas e coisas boas, bons hábitos, leituras que o alegrem, que tragam aprendizado, conhecimento, sabedoria.

É importante que encontre seu jeito de se transformar e comece agora! Não espere que a dor chegue ao limite, que você se separe, adoeça ou precise de alguma tragédia para despertar. Costumo dizer para as pessoas que perderam alguém querido que não demorem tanto para sair do luto. Passei quase vinte anos sofrendo a dor da perda do meu pai e foi difícil, pois sentia muito sua falta. Não espere. Saia do fundo do poço rapidamente. Porque você vai ver como a vida é maravilhosa!

No meu sonho, vejo você renascer como um ser mais positivo, que pensa profundamente em si mesmo e nas pessoas ao seu redor. Vejo que se movimenta mais, que decide mudar e parte para a

Saia dessa zona do problema, do ciclo vicioso. Dê espaço para ouvir o anjo, que é a bondade dentro de você, para buscar ser diferente.

PARE AGORA
@CARINAPREVIATO

AÇÃO. Vejo sua vida transformada, e nela acontecem milagres que foram criados pela sua fé e pelo seu esforço próprio!

Cristo não curava a todos os que passavam pelo seu caminho. Percebo que há um desafio de fé aí! Porque os curados eram pessoas que tinham algo dentro delas, que era a vontade de se curar, a fé para conseguir mudar. Essa força parecia fazer com que esses seguidores se destacassem na multidão e tivessem merecimento para sair da dor em que estavam. Ele mesmo disse que a fé delas as havia curado. Então, é com você. É sua responsabilidade se curar, mudar, se transformar. Não é só fé. Você precisa se mexer! Permita-se!

Conte comigo!

CONTEÚDO EXTRA
CARINA PREVIATO

Acesse este link para mais dicas de desenvolvimento pessoal:

https://carinapreviato.com.br/ conteudosextras

Minhas redes sociais:

⌂ https://carinapreviato.com.br/
◉ https://www.instagram.com/carinapreviato/

Acesse o QR Code para fortalecer o método deste livro com 10 exercícios complementares e um bônus exclusivo.

Este livro foi impresso
pela Edições Loyola em papel
pólen bold 70 g/m²
em novembro de 2024.